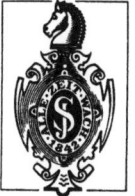

H. Mellerowicz

Gesundheit und Leistung

Training als Mittel der präventiven Medizin

Ein kurzer Grundriß

Mit 28 Abbildungen

Springer-Verlag
Berlin Heidelberg New York Tokyo

Prof. Dr. med. Harald Mellerowicz
Institut für Leistungsmedizin
Forckenbeckstraße 30, 1000 Berlin 33

ISBN-13:978-3-540-15409-9   e-ISBN-13:978-3-642-82492-0
DOI: 10.1007/978-3-642-82492-0

CIP-Kurztitelaufnahme der Deutschen Bibliothek. Mellerowicz, Harald: Gesundheit und Leistung: Training als Mittel d. präventiven Medizin/H. Mellerowicz. Berlin; Heidelberg: New York; Tokyo: Springer, 1985.
ISBN-13:978-3-540-15409-9

Das Werk ist urheberrechtlich geschützt. Die dadurch begründeten Rechte, insbesondere die der Übersetzung, des Nachdruckes, der Entnahme von Abbildungen, der Funksendung, der Wiedergabe auf photomechanischem oder ähnlichem Wege und der Speicherung in Datenverarbeitungsanlagen bleiben, auch bei nur auszugsweiser Verwertung, vorbehalten. Die Vergütungsansprüche des § 54, Abs. 2 UrhG werden durch die „Verwertungsgesellschaft Wort", München, wahrgenommen.

© Springer-Verlag Berlin Heidelberg 1985

Die Wiedergabe von Gebrauchsnamen, Handelsnamen, Warenbezeichnungen usw. in diesem Werk berechtigt auch ohne besondere Kennzeichnung nicht zu der Annahme, daß solche Namen im Sinne der Warenzeichen- und Markenschutz-Gesetzgebung als frei zu betrachten wären und daher von jedermann benutzt werden dürften.

Produkthaftung: Für Angaben über Dosierungsanweisungen und Applikationsformen kann vom Verlag keine Gewähr übernommen werden. Derartige Angaben müssen vom jeweiligen Anwender im Einzelfall anhand anderer Literaturstellen auf ihre Richtigkeit überprüft werden.

Gesamtherstellung: Oscar Brandstetter GmbH & Co. KG, Wiesbaden
2119/3140-543210

Neun Zehntel unseres Glückes beruhen allein auf der Gesundheit. Mit ihr wird alles eine Quelle des Genusses; hingegen ist ohne sie kein äußeres Gut, welcher Art es auch immer sei, genießbar, und selbst die übrigen subjektiven Güter, die Eigenschaften des Geistes, Gemütes, Temperamentes, werden durch Kränklichkeiten herabgestimmt und sehr verkümmert. – Gesundheit, wirklich, sie ist bei weitem die Hauptsache zum menschlichen Glück.

Aus: *Aphorismen zur Lebensweisheit*
von Arthur Schopenhauer

Vorwort

Gesundheit, ihre Erhaltung, Förderung und Wiederherstellung, ist ein wesentliches Anliegen aller Menschen. Verlust der Gesundheit und viele Krankheiten sind in der technisierten Zivilisation unserer Zeit häufige Folge von Mangel an körperlicher Arbeit oder sportlichem Training. Alle Fortschritte der modernen Medizin haben die Zunahme vieler Krankheiten unserer Zeit und eine immense Kostenzunahme im Krankheitswesen nicht verhindern können. Die kurative Medizin ist in zunehmendem Maß überfordert.

In dieser Situation kommt es darauf an, Ursachen und Bedingungen der Pathogenese, des Krankwerdens, besser zu erkennen – und durch präventive Maßnahmen zu beheben. Ärztevereinigungen, Gesundheitsämter, Krankenkassen und politische Parteien stimmen überein in der Auffassung: *mehr präventive Medizin, damit weniger kurative Medizin nötig ist.*

Training und sportliche Aktivitäten bestimmter Qualität und Quantität gehören in unserer Zeit zu den wirksamsten Methoden der präventiven und rehabilitiven Medizin. Hierzu ist in den letzten Jahrzehnten ein reiches und wohlfundiertes Forschungs- und Erfahrungsgut zusammengetragen worden. Es bedarf jetzt der weiten Anwendung durch alle, insbesondere durch Ärzte, die nicht nur Krankheiten heilen, sondern Gesundheit erhalten und fördern wollen, durch Sportlehrer, die Leibes- und Gesundheitserzieher in den Schulen für jeden jungen Menschen sein sollen und wollen.

Hierfür will das kleine Buch einen kurzen, systematischen Grundriß geben. Er ist von jedem selbst in eigener Aktivität mit Leben, eigenen und anderen Erkenntnissen und Erfahrungen auszufüllen. Das Thema kann in kurzer Form nicht annähernd umfassend behandelt werden. Es können nur bestimmte, aber in unserem technischen Zeitalter sehr wesentliche, gewichtige Aspekte herausgegriffen werden. Auch deren Darstellung kann keinen Anspruch auf Vollständigkeit erheben. So konnten z. B. psychologische, soziologische und andere Seiten der Thematik nicht angemessen behandelt werden.

In der Form ist versucht worden, Grundlagen, Prinzipien und Zusammenhänge kurz und übersichtlich, so einfach wie möglich, nur so kompliziert wie nötig, das Wesentliche hervorhebend, darzustellen. Doch kann das wohl nicht durchgehend gelungen sein.

Wenn Gesundheit erhalten werden soll, muß man wissen, was Gesundheit ist. An Definitionsversuchen hat es nicht gefehlt. Insbesondere die Definitionen, die von der „Krankheit" ausgehen, können das eigentliche Wesen der Gesundheit kaum erfassen.

Es wird hier der Versuch gemacht, den Gesundheitsbegriff naturwissenschaftlich zu definieren. Das erscheint als eine wichtige Voraussetzung, um Methoden und Maßnahmen zu ihrer Erhaltung, Förderung und Wiederherstellung klarer erkennen, begründen und wirksam anwenden zu können. So gesehen, stehen Training und (persönliche) Leistung in naturgesetzlichem Zusammenhang mit der Gesundheit. Sie bilden für sie mit der Vielzahl ihrer anderen Bedingungen eine breite Basis.

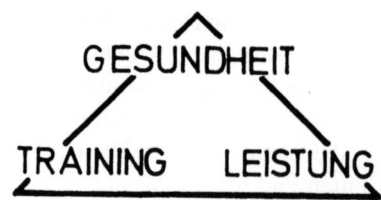

Inhaltsverzeichnis

1 Gesundheit – Zur Definition des Begriffs . . 1

2 Subjektive Symptome und objektive
Kennzeichen der Gesundheit 6

3 Gesundheit und Leistung 14

4 Zur Kondition 27

5 Gesundheitsverlust durch Bewegungsmangel . 34

6 Präventive Trainingswirkungen 43

7 Rehabilitives Training 55

8 Gesundheitsschäden durch Sport 63

9 Der Gesundheitswert verschiedener Sportarten 68

10 Gesundheitserziehung – eine Aufgabe
für Arzt, Sportlehrer und Leibeserzieher
in der Schule 72

Literatur 77

1 Gesundheit – Zur Definition des Begriffs

Gesundheit ist einer der höchsten Werte und eines der am häufigsten gebrauchten Worte des Menschen. Doch in vielen Jahrtausenden der Menschheitsgeschichte ist noch keine anerkannte Definition dieses Begriffs gefunden worden. Die Weltgesundheitsorganisation definiert Gesundheit als „leibliches, seelisches und soziales *Wohlbefinden*" des Menschen. Dieses „Wohlbefinden" ist ein wesentliches Kennzeichen, jedoch nur ein subjektives Symptom neben anderen (s. Kap. 2). Zudem ist scheinbares Wohlbefinden, das der wirklichen Situation nicht entspricht, nicht selten bei durchaus nicht gesunden Menschen. Es kann auch durch bestimmte Pharmaka, Drogen und Genußmittel, die keinen Gesundheitswert haben, vorgetäuscht werden.

Gesundheit kann naturwissenschaftlich bestimmt werden: Als Ausdruck eines *dynamischen Gleichgewichts* der Stoffe, Formen und Funktionen des Organismus (Homöostase) in Relation zu den Anforderungen der Umwelt.

Erhaltung des dynamischen Gleichgewichts

1. Durch vegetative und endokrine Regelungen von Funktionen und stofflicher Zusammensetzung der Organe.
   Der Organismus kann als kybernetisches Regelsystem zur Erhaltung der Homöostase des Organismus, einer bestimmten physiologischen und chemischen Ordnung, angesehen werden (Kybernetik ist die Lehre von den technischen und biologischen Steuerungs- und Regelungsvorgängen). Zahlreiche ineinandergreifende, zusammenwirkende Regelkreise sind im Organismus zu einem komplexen, differenzierten Regelungssystem verbunden. Die Regelzentren sind im Stammhirn, im Zwischenhirn (Dienzephalon), lokalisiert (Abb. 1).

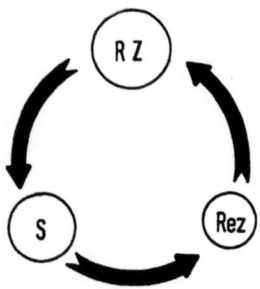

Abb. 1. Schematische Darstellung eines einfachen Regelkreises:
Rez Spezifischer Rezeptor, mißt den Ist-Wert, z. B. der Körpertemperatur (Thermo-Rezeptor), des Blutdrucks (Presso-Rezeptor), chemischer Bestandteile des Blutes (Chemorezeptoren) u. a.; er wird durch afferente Nervenbahnen dem Regelzentrum (RZ) mitgeteilt. RZ Das Regelzentrum im Dienzephalon „vergleicht" den Ist-Wert mit dem Soll-Wert und bewirkt entsprechende regulative Anweisungen über efferente Nervenbahnen an spezifisches Substrat (S), z. B. die Hauptkapillaren bei Erhöhung der Bluttemperatur, Erweiterung von Arteriolen bei Erhöhung des arteriellen Drucks u. a.
S Spezifisches Substrat, auf das die zentrale, spezielle Regulation wirkt, z. B. auf das Kreislaufsystem bei erhöhtem Blutdruck, das Atmungssystem bei erhöhtem CO_2-Druck im Blut, auf die Nieren bei erhöhter Konzentration von Harnstoff, Harnsäure u. a. im Blut

Stoffwechsel ist ein Grundprinzip des Lebens. Eine bestimmte chemische und physikalische Ordnung, eine individuelle Form muß erhalten bleiben. Wesentliche Voraussetzung hierfür sind regulative Potenz und Stabilität, d. h. Anpassungsfähigkeit und Widerstandsfähigkeit des Organismus an wechselnde Umweltbedingungen und wachsende Leistungsanforderungen.

Die regulative Potenz des vegetativen Systems und die biochemische Kapazität endokriner Drüsen bewirken eine dynamische Konstanz, z. B. der Salzkonzentrationen des Blutes, des pH-Wertes im Blutserum (Wasserstoffionenkonzentration), der Kohlenhydrat- und Fettspiegel des Blutes, des Blutdrucks u. a.

2. Durch *funktionelle Leistungen von Organsystemen* (Herz-Kreislauf-, Blut-, Atmungssystem; Leber, Magen-Darm-System, Nieren; Muskel- und Skelett-System, Nervensystem), die durch Übung und Training erhalten und gefördert werden können. Die Gesundheit kann nicht erhalten bleiben, wenn die funktionellen Leistungen von Organsystemen durch pathologische Prozesse gestört und erheblich reduziert sind, z. B. durch Schädigungen von Form und Struktur der Herzmuskulatur, der Leber, der Nieren u. a.

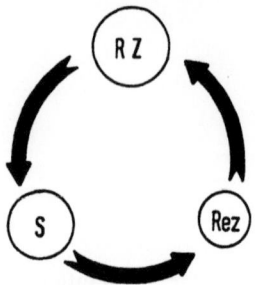

3. Durch das *Immunsystem des Körpers*, eines Zellsystems, das durch Bildung von spezifischen Immunkörpern (hochmolekularer Eiweißkörper bestimmter biochemischer Struktur) der Abwehr von Bakterien, Viren und körperfremden Eiweiß dient. Es ist das retikulo-histiozytäre System (RHS) mit speziellen Zellen des Knochenmarks, weißen Blutzellen der Milz, der Lymphknoten, der Tonsillen u. a.
4. Durch *psychische Funktionen und Leistungen* wie Fähigkeit zur psychischen Ausgeglichenheit, Fähigkeit zum Maßhalten im Essen, Trinken, im Genuß, Befähigung zur sozialen Einpassung, zur Vermeidung und Regelung von Konfliktsituationen verschiedener Art in Familie, Beruf u. a.
5. Durch *genetische Faktoren* (Erbfaktoren), die in den DNS-Molekülen der Keimzellen und Körperzellen lokalisiert sind. DNS-Moleküle enthalten mehrere hundert Millionen Informationen, welche die biochemische Ordnung und den physiologischen Ablauf der Lebensfunktionen bestimmen. Biochemische Fehler in der Struktur der DNS-Moleküle können zu Störungen der biochemischen Odnung und der pathologischen Funktionen führen, d. h. Gesundheitsverlust bzw. bestimmte Krankheiten (Erbkrankheiten) bewirken. Zur Zeit sind mehr als tausend genetisch bedingte Krankheiten bekannt.

Störungen des dynamischen Gleichgewichts

Störungen des dynamischen Gleichgewichts der Stoffe und Funktionen des Organismus können bewirkt werden:
1. *Durch physikalische Einwirkungen: Mechanische Gewalteinwirkungen,* z. B. Sturz, Fall, Aufprall, Schläge gegen den Kopf, die Brust, den Bauch usw. bewirken Verletzungen und Funktionsstörungen von Organen und Zellen, z. B. Hirnerschütterung, Hirnblutung, innere Blutungen, Schock und Kollaps.
Strahlungen, z. B. ein Übermaß an Sonnenbestrahlung, bewirken Zerfall von Eiweißkörpern der Haut (Dekarboxilierung von Aminosäuren durch kurzwellige UV-Strahlen). Hierbei entstehen toxisch wirkende Substanzen, die zu „Sonnenbrand" und zu einer Beeinträchtigung des Gesundheitszustandes führen.
Hitzeeinwirkungen können ein Versagen der Wärmeregulation und einen Hitzekollaps mit Ohnmacht bewirken.
Starke und langanhaltende *Kälteeinwirkungen* können zu lokalen Erfrierungen und evtl. zu einem Absinken der Körpertemperatur und zum Kältetod führen.

2. *Durch chemische Einwirkungen:* Umweltgifte, z. B. Kohlenmonoxid (CO), Schwefel- und Stickoxide, Kohlenwasserstoffverbindungen wie Benzypren u. a., Blei-, Kadmium- und Quecksilberverbindungen; Nahrungsmittelgifte: Toxine (von Bakterien), Pilzgifte, Herbizide, Insektizide u. a.; Fehlernährung (Minus- und Plusfehler); Genußgifte: Alkohol, Nikotin u. a.; Arzneimittel in Überdosierung wirken als Gifte; Drogen und Dopingmittel: Opium, Heroin, Kokain, Haschisch, Marihuana, LSD, zentrale Stimulanzien (Benzedrinderivate u. a.) können leichte bis schwerste Störungen der Homöostase und irreversible tödliche Vergiftungen von Organen bewirken.

3. *Durch Bakterien und Viren und andere parasitäre Organismen,* die sich im Körper vermehren, werden Zerstörungen von Strukturen, der stofflichen Zusammensetzung und Funktionsstörungen von Zellen und Organen bewirkt (Gesundheitsverlust durch Infektionen, Wurmbefall, Insektenstiche etc).

4. *Durch psychische Einwirkungen:* Akute oder chronische Konfliktsituationen in der Familie, in Gemeinschaften, im Beruf, auch psychische Überforderungen u. a. können zu organischen Fehlfunktionen und psychosomatischen Erkrankungen führen.

5. *Durch körperliche Über- und Unterforderungen:* Akute und chronische körperliche Überlastungen bei Arbeit und Sport können kürzer oder länger anhaltende Störungen des dynamischen Gleichgewichts des Körpers bewirken und bleibende Schäden verursachen. Übertraining kann zu folgenden subjektiven Symptomen und objektiven Kennzeichen führen:

Subjektive Merkmale	*Objektive Kennzeichen*
– Trainingsunlust	– Leistungsabfall
– depressive Verstimmung	– Gewichtsabnahme
– Reizbarkeit	– längere Erholungszeit
– erhöhte Ermüdbarkeit	– Ansteigen des systolischen Blutdrucks, der Herzfrequenz, des Atemäquivalents
– Schlafstörungen	
– Appetitlosigkeit Beschwerden an Muskeln, Sehnen, Bändern, Knochen	– degenerative Veränderungen an Sehnen, Muskeln, Knochenhaut (Tendinosen, Periostosen u. a.)

Auch *Mangel an Funktion,* Bewegung, körperlicher Arbeit und sportlicher Aktivität führt über Inaktivitätsatrophie und Asthenie (Funktionsschwäche) nicht beanspruchter Organe zu einer erhöhten Morbidität. Diese Krankheiten werden englisch als „hypokinetic diseases", deutsch als „Bewegungsmangelkrankheiten", im wissenschaftlichen Sprachgebrauch als „Hypomotilitätserkrankungen" bzw. „Hypokinetosen" bezeichnet s. Kap. 5).

6. *Durch genetische (Fehl-) Faktoren* (biochemische „Fehler" von DNS-Molekülen) können Veränderungen der geweblichen und biochemischen Struktur von Organen, ihrer stofflichen Zusammensetzung, und Labilitäten, Schwächen und Störungen von organischen Funktionen bei (genetisch bedingten) Krankheiten entstehen.

Grade der Gesundheit. Vom sehr guten bis guten Gesundheitszustand über den mittleren, mäßigen und schlechten Gesundheitszustand gibt es über die leichtere und mittlere Erkrankung bis zur schweren und schwersten tödlichen Erkrankung alle Übergänge. Sehr viele Menschen sind in einem mäßigen, labilen Gesundheitszustand, in dem schon geringe Störfaktoren zur Krankheit führen können.

Ist Sport, nach der Definition des *Gesundheitsbegriffs* der WHO, als „gesund" anzusehen? Das körperliche, seelische und soziale Wohlbefinden des Menschen (s. Definition der WHO) kann durch fröhliche sportliche Aktivität gefördert werden – wie auch andere subjektive Symptome der Gesundheit (guter Appetit, Schlaf, Erholungsfähigkeit).

2 Subjektive Symptome und objektive Kennzeichen der Gesundheit

Subjektive Symptome

1. *Wohlbefinden* ist ein häufiges Symptom des gesunden Menschen. Der kranke Mensch fühlt sich i. allg. nicht wohl. In Situationen, in denen der Mensch sich jedoch keineswegs wohlfühlt, kann er durchaus gesund sein, z. B. im Examen, in wenig angenehmer Gesellschaft u. a.). Wohlbefinden kann auch vorgetäuscht werden, z. B. durch Alkoholika, Psychopharmaka und Drogen. Auch bei manchen Krankheiten kann das Wohlbefinden lange erhalten und der wirklichen gesundheitlichen Situation unangemessen sein (z. B. bei tuberkulösen Erkrankungen, Bluthochdruck).
2. *Guter Appetit* ist i. allg. ein Anzeichen von Gesundheit. Jedoch ist der Appetit individuell durchaus unterschiedlich und von vielen Umständen abhängig (Zubereitung, Schmackhaftigkeit der Speisen, Gesellschaft, Umgebung u. a.). Geringer Appetit oder gar Widerwillen gegen Nahrungsaufnahme sind ein häufiges Frühsymptom von Krankheiten.
3. *Guter Schlaf* ist ein Signum von Gesundheit. Schlafstörungen sind nicht selten Ausdruck von Gesundheitsstörungen verschiedener Ursachen. Durch ein akutes Problem, Lärm, Hitze u. a. kann jedoch auch der Schlaf des gesunden Menschen gelegentlich gestört sein.
4. Die *Widerstandsfähigkeit* gegen körperliche und seelische Belastungen und Strapazen ist beim gesünderen Menschen größer.
5. Seine *Anfälligkeit gegen Infektionskrankheiten* ist geringer. Er verfügt über ein Immunsystem höherer Potenz.
6. Die *Ermüdbarkeit* des gesunden Menschen ist geringer.
7. Seine *Erholungsfähigkeit* nach physischen und psychischen Beanspruchungen ist größer. Er ist schneller wieder erholt und erneut leistungsbereit.
8. Der *Bewegungsantrieb,* die *Aktivität* und *Initiative* des Gesunden sind i. allg. größer. Doch sind sie individuell sehr unterschiedlich ausgeprägt. Die persönliche Initiative eines mäßig gesunden oder gar kranken

Menschen kann noch größer sein als die eines Gesunden. Schlechter Gesundheitszustand und Krankheit vermindern jedoch fast stets persönliche Aktivität und Initiative.
9. Die *sexuelle Libido* und *Potenz* sind bei Gesunden i. allg. stärker ausgeprägt. Viele Krankheiten führen zu einer Verminderung oder zum Verlust von Libido und evtl. Potenz. Doch sind Libido und Potenz auch erheblich vom Objekt und von den Umständen abhängig. Ungehemmte sexuelle Aktivität ist keineswegs ein Anzeichen besonderer Gesundheit.
10. *Haltungsverfall, Haltungsschwächen und Haltungsfehler* sind oft ein Ausdruck von mäßigem, reduziertem Gesundheitszustand und evtl. von physischer und psychischer Erkrankung.

Nach der *naturwissenschaftlichen Definition* des Gesundheitsbegriffs (s. S. 1) ist Sport „gesund", weil

1. durch sportliches Training bestimmter Quantität und Qualität die *regulative Potenz des vegetativen Nervensystems* vergrößert wird. Das trainierte vegetative Nervensystem ermöglicht eine schnellere Anpassung des Organismus an wechselnde und wachsende Anforderungen und hat größere Regulationsreserven. Hierdurch werden die homöostatische Stabilität des Organismus und die Widerstandsfähigkeit gegen lebenswidrige Umstände vergrößert;
2. durch Training die *biochemische Ökonomie* und die Kapazität endokriner Drüsen vergrößert wird (Volumen und Gewicht der Nebennierenrinde, wahrscheinlich auch die des Hypophysenvorderlappens, der Schilddrüse u. a. nehmen zu). Sie können bei mittleren bis hohen weniger, bei höchsten Anforderungen mehr Hormone produzieren und höhere Blutkonzentrationen einstellen. Hierdurch wird ebenfalls eine Zunahme der homöostatischen Stabilität des Organismus bei wechselnden und wachsenden Anforderungen der Umwelt und erhöhten Beanspruchungen des Organismus bewirkt;
3. durch sportliches Training die *funktionelle Leistungsbreite* lebens-, leistungs- und gesundheitswichtiger Organsysteme gesteigert wird (Herz- Kreislauf-System, Atmungssystem, Blutsystem u. a.);
4. durch Training anatomische, histologische und biochemische Veränderungen von Organen, Geweben und Zellen bewirkt werden, die *präventiven*, Gesundheit erhaltenden und fördernden Wert haben (s. Kap. 6);

5. durch dosiertes *rehabilitives* Training bei und nach bestimmten Krankheiten zur Wiederherstellung der Gesundheit beigetragen werden kann (s. Kap. 7);
6. durch sportliches Training in Verbindung mit abhärtenden Maßnahmen wahrscheinlich eine *Zunahme der unspezifischen Abwehrfähigkeit*, z. B. gegen „Erkältungskrankheiten", bewirkt werden kann – nicht jedoch eine Vermehrung der spezifischen Immunität durch Bildung von bestimmten Immunglobulinen;
7. durch Auswirkungen von Training und Sporterziehung das psychische Verhalten beeinflußt werden kann. Durch sportliches Training kann die Fähigkeit zur Selbstdisziplin, zum Maßhalten im Essen und Trinken und anderen Verhaltensweisen geübt werden. Auch die notwendige Erziehung zu fairem, sozialem Handeln kann im Sport wirksam und einsehbar praktiziert werden. *Selbstdisziplin, Maßhaltenkönnen* und *soziales Verhalten* zur Vermeidung von Konflikten sind jedoch für die Gesundheit des einzelnen und das Wohlergehen jeder Gemeinschaft von wesentlicher Bedeutung.

Objektive Kennzeichen

1. Objektiver, meßbarer Ausdruck eines „gesunden" Stoffwechselgleichgewichts des Organismus ist die Einstellung und Erhaltung des individuellen „Fit-Gewichts". — Zur Bestimmung des Sollgewichts kann von der Broca-Formel ausgegangen werden: Gewicht in kg = cm über 1 m Körpergröße; z. B. bei 170 cm: 70 kg. Jedoch kann die Broca-Formel nicht uneingeschränkt Geltung für unterschiedliche Konstitutionstypen haben. Für pyknische und athletische Konstitutionstypen können zum Broca-Gewicht 5–10% addiert werden, z. B. bei 170 cm: 73,5–77 kg; bei leptosomen Typen sind jedoch von der Broca-Formel 5–10% zu subtrahieren, z. B. 180 cm: 76–72 kg. Zur Bestimmung der gesundheitlich tolerablen Grenzwerte des Körpergewichts können den unkorrigierten bzw. den korrigierten Broca-Gewichten nochmals 5–10% zu- bzw. abgerechnet werden. Andere Formeln sind weder empirisch oder epidemiologisch besser fundiert noch praktisch brauchbarer.
2. Im Kindes- und Jugendalter ist das physiologische *Wachstum von Körpergewicht und Körpergröße* ein meßbarer Ausdruck von Gesundheit. Das gesunde Kind hat eine Gewichts- und Größenzunahme, die

annähernd parallel zu den physiologischen Wachstumskurven innerhalb des +2s-Bereichs eines gesunden Kollektivs von Kindern und Jugendlichen verläuft (Abb. 2-5). Abweichungen zu den physiologischen Wachstumskurven können genetisch bedingt sein, werden jedoch nicht selten durch Gesundheitsstörungen verschiedener Art verursacht (Infektionskrankheiten, Mangel- oder Fehlernährung, Drogen etc.).

Erläuterungen zu Abb. 2-5. Wachstumskurven in Perzentilen, Gewicht und Länge von Jungen und Mädchen im Alter von 0-16 Jahren:

Grundlage der Kurven
0-5 Jahre: Die Perzentilkurven beruhen auf Daten aus 4000 Untersuchungen, die – im 1. Lebensjahr monatlich, im 2. vierteljährlich und anschließend halbjährlich – im Rahmen der Bonner Longitudinalstudie über Wachstum und Entwicklung von Frühgeborenen mit intrauterin normaler Entwicklung (IUN) sowie von Reifgeborenen durchgeführt wurden.

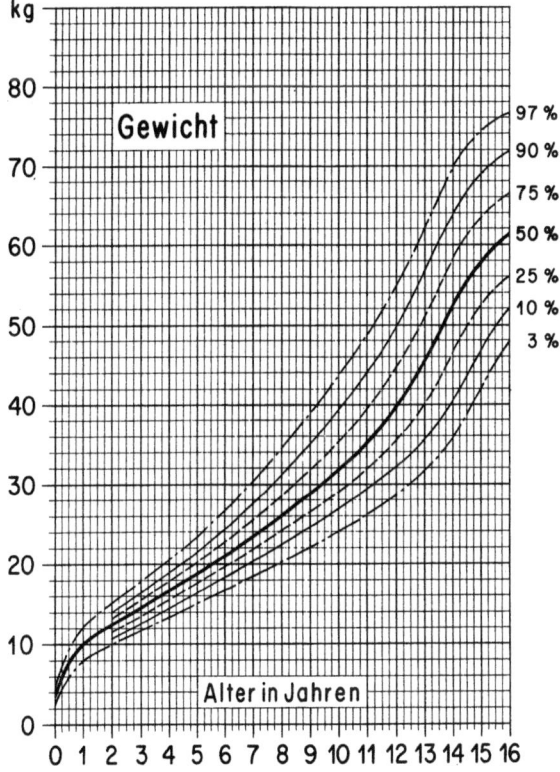

Abb. 2. Wachstumskurve in Perzentilen; Gewicht von Jungen im Alter von 0-16 Jahren. (Mit freundlicher Genehmigung der Milupa AG)

5 1/2–16 Jahre: Hier liegen Daten aus 5000 Untersuchungen in halbjährlichen bzw. jährlichen Abständen zugrunde, die im Rahmen einer Dortmunder Longitudinalstudie durchgeführt wurden.

Zu Abb. 2 und 3: Bei einem internationalen Vergleich stimmen die Ergebnisse der Bonner Studie im Gewicht in den ersten 5 Lebensjahren eng überein mit anderen Studien in Europa und den USA. Dabei ergibt sich eine Tendenz zu geringerem Gewicht für die entsprechende Größe (Brandt 1978). Mit 12 Monaten entspricht beispielsweise der Mittelwert der Bonner reifgeborenen Jungen von 10,2 kg den Ergebnissen aus London (Tanner et al. 1966[1]), Stockholm (Karlberg et al. 1976[1]) und den USA (National Center for Health Statistics, Hamill et al. 1977[1]). Zwischen 5 1/2 und 12 Lebensjahren liegt das Gewicht in der Dortmunder Studie höher als die Ergebnisse aus London (Tanner et al.

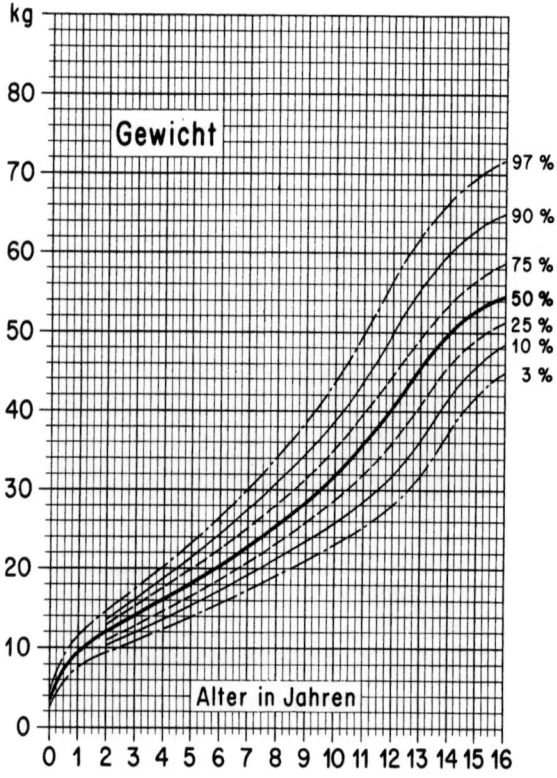

Abb. 3. Wachstumskurve in Perzentilen; Gewicht von Mädchen im Alter von 0–16 Jahren. (Mit freundlicher Genehmigung der Milupa AG)

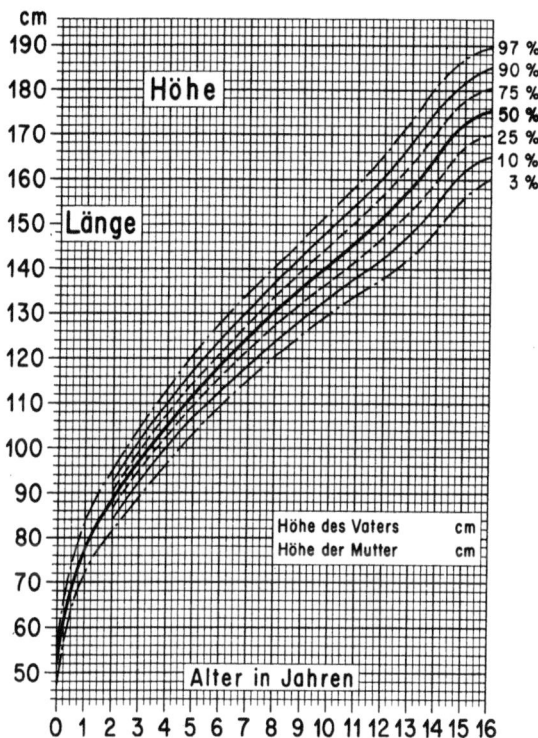

Abb 4. Wachstumskurve in Perzentilen; Körperlänge/Höhe von Jungen im Alter von 0–16 Jahren. *Länge* gilt für Kinder unter 3 Jahren, die im Liegen gemessen werden, *Höhe* gilt für Kinder von 3 Jahren an, die im Stehen gemessen werden. (Mit freundlicher Genehmigung der Milupa AG)

1966), Stockholm (Karlberg et al. 1968[1]) und den USA (Hamill et al. 1977). Übereinstimmung in diesem Altersbereich besteht mit den Niederländern (van Wieringen et al. 1971[1]) und 50% der Züricher Kinder in der Studie von Prader et al. (1980)[1].

Zu Abb. 4 und 5: Bei einem internationalen Vergleich zeigt sich, daß die Bonner und Dortmunder Kinder größer sind als die Kinder anderer Longitudinalstudien in Europa und den USA. Ihr Wachstum erfolgt beispielsweise deutlich oberhalb der Londoner Kurven von Tanner et al. (1966). So entspricht die Bonner 50. Perzentile meist bereits der 75. Perzentile in der Londoner Studie. Die Bonner Kinder sind außerdem mindestens ebenso groß wie die Kinder in einer niederländischen Querschnittsstudie von wan Wieringen et al. (1971), die „zu den größten der Welt gehören" (van Wieringen 1972[1]).

---

[1] Literatur beim Herausgeber (Milupa AG, Wissenschaftliche Abteilung Ausland, D-6382 Friedrichsdorf/Taunus).

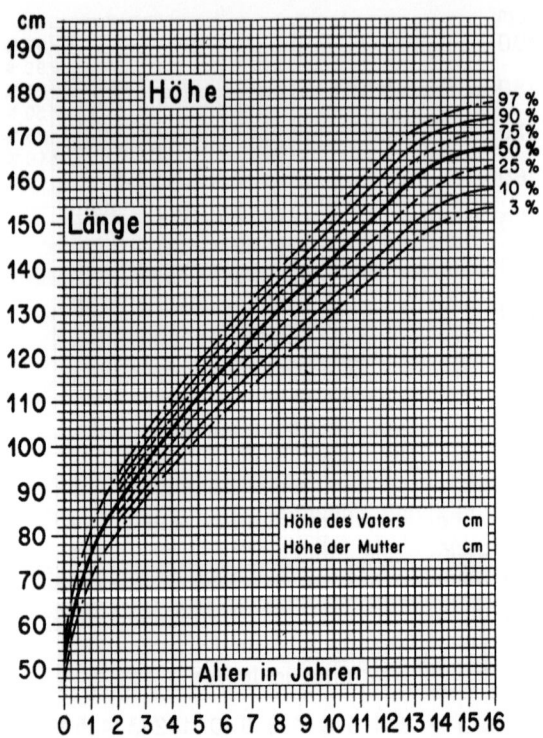

Abb. 5. Wachstumskurve in Perzentilen; Körperlänge/Höhe von Mädchen im Alter von 0–16 Jahren. *Länge* gilt für Kinder unter 3 Jahren, die im Liegen gemessen werden, *Höhe* gilt für Kinder von 3 Jahren an, die im Stehen gemessen werden. (Mit freundlicher Genehmigung der Milupa AG)

3. Objektive, meßbare Kennzeichen der Gesundheit sind auch *Funktionen, Form* und *Größe von Organen* und die *stoffliche Zusammensetzung von Körperflüssigkeiten*. Die gemessenen Werte werden mit den Mittelwerten und Standardabweichungen eines gesunden Kollektivs gleichen Alters und Geschlechts bzw. ihren Grenzwerten verglichen. Vergleichend zu messen sind: Herzvolumen, Atemzeitvolumen, O_2-Aufnahme, Blutdruck, Herzfrequenz, Vitalkapazität, Nierenfunktionen, Leberfunktionen, Funktionen des zentralen und peripheren Nervensystems; Blutfaktoren wie Salzkonzentrationen, pH-Wert, Cholesterin, Triglyzeride, HDL[1], LDL[2], Glukose, Harnstoff, Harnsäure. Die stoffliche Zusammensetzung des Urins soll im physiologischen Bereich

liegen und keine pathologischen Bestandteile wie Zucker und Eiweiß enthalten.

Normalwerte werden in den Lehrbüchern der Inneren Medizin und der medizinischen Diagnostik angegeben. Doch basieren sie nicht immer auf einem genügend großen, völlig gesunden, demoskopisch repräsentativen Bevölkerungskollektiv. Zudem werden sie nicht durchweg mit gleicher standardisierter, vergleichbarer Methodik unter gleichen Umweltbedingungen bestimmt.

---

[1] High-Density-Lipoprotein
[2] Low-Density-Lipoprotein

3 Gesundheit und Leistung

Naturgesetzliche Beziehungen

Es bestehen enge naturgesetzliche Beziehungen zwischen Gesundheit und Leistung. Das gilt weniger für absolute Leistungen. Konstitutionell oder durch Training hoch leistungsfähige Menschen sind auch in mäßigem Gesundheitszustand oder evtl. mit einer leichten Krankheit völlig Gesunden, z. B. in ihren sportlichen Leistungen, überlegen. Die persönlichen individuellen Leistungen sind jedoch beim völlig gesunden Menschen größer als im mäßigen Gesundheitszustand. Schon bei Beginn einer Krankheit oder während einer leichten Krankheit, z. B. einem leichten grippalen Infekt, sind alle körperlichen Leistungen mehr oder weniger reduziert.

Die individuellen sportlichen Leistungen können als meßbarer Ausdruck der Gesundheit bezeichnet werden. Das gilt für Kurz-, Mittel- und Dauerleistungen. Am empfindlichsten auf Gesundheitsstörungen reagieren die Dauerleistungen, z. B. Dauerlaufleistungen, Schwimmleistungen über längere Strecken, radsportliche Leistungen u. a. Die Kurzleistungen wie kurze Sprints, Sprung-, Wurf- und Stoßleistungen werden weniger, jedoch fast stets deutlich meßbar, betroffen. Bei sehr gutem Gesundheitszustand sind auch die persönlichen sportlichen Leistungen am höchsten (bei gleichem Trainingszustand). Jede Minderung des Gesundheitszustands führt auch zur Minderung von Dauer-, Mittel- und Kurzleistungen. Eine in nicht zu langen Zeitabständen wiederholte Messung der persönlichen Leistungen, z. B. der Sportabzeichenleistungen, erlaubt deswegen Rückschlüsse auf den derzeitigen Gesundheitszustand.

Beziehungen zwischen Leistungsentwicklung im Kindes- und Jugendalter und Gesundheit

Die Kurz-, Mittel- und Dauerleistungen entwickeln sich beim gesunden Kind in gesetzmäßiger Kurvenform in Relation zum kalendarischen Alter (s. Abb. 6–8). Bei Akzeleration oder Retardierung der Entwicklung

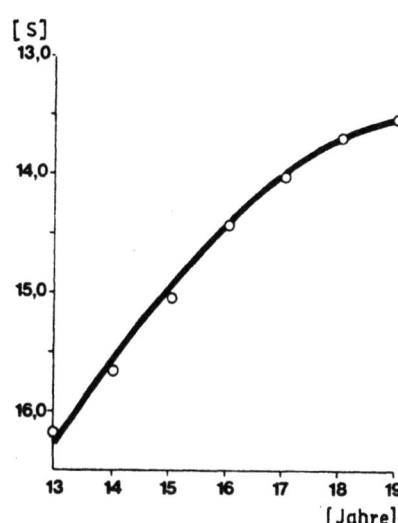

Abb. 6. Leistungsentwicklung bei Kurzleistungen (100-m-Lauf) im Jugendalter. (Nach Bach 1955)

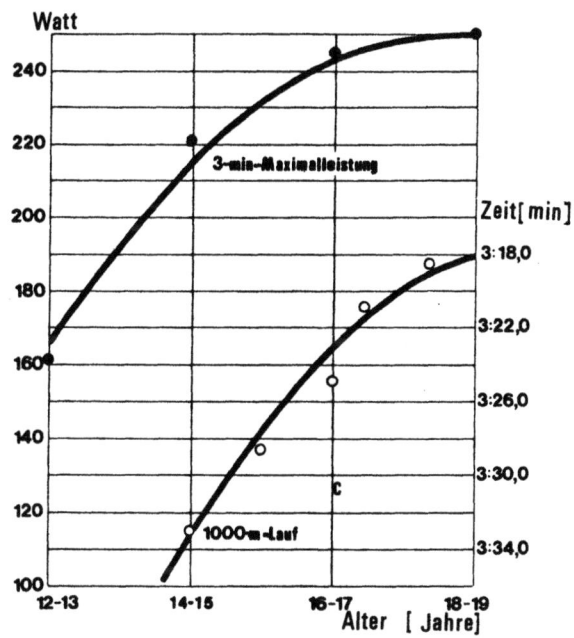

Abb. 7. Entwicklung von Mittelleistungen im Jugendalter (1000-m-Lauf und 3-min-Maximalleistung am Ergometer. (● nach Mellerowicz u. Lerche 1959, ○ nach Stemmler 1953)

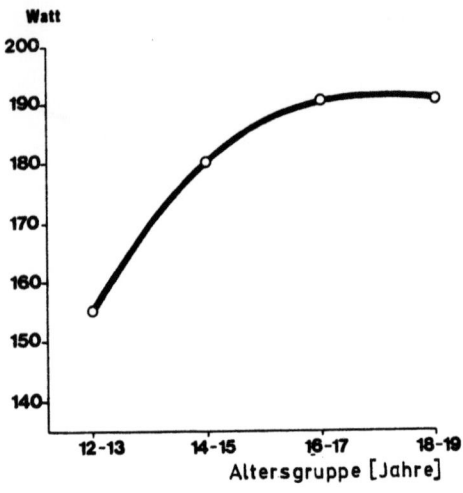

Abb. 8. Die Entwicklung der Dauerleistung (6-min-Maximalleistung am Ergometer) im Jugendalter. (Nach Mellerowicz und Lerche 1959)

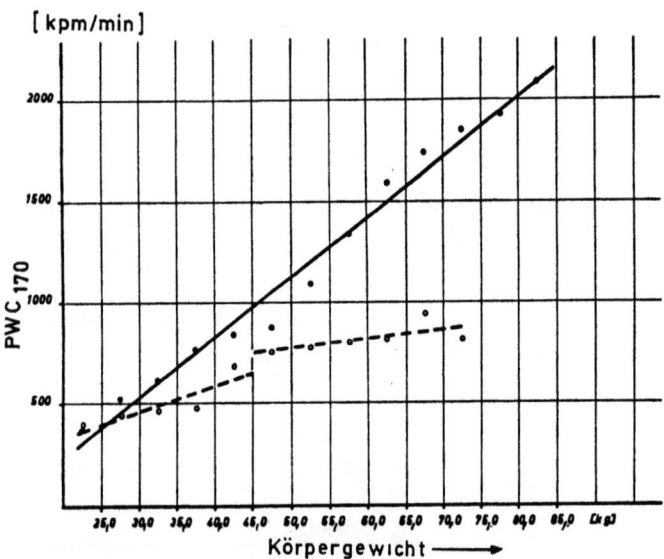

Abb. 9. Abhängigkeit der „pulse working capacity" (PWC_{170}) vom Körpergewicht bei 558 männlichen (●) und 357 weiblichen (○) Personen im Alter zwischen 8 und 25 Jahren. Die PWC nimmt mit steigendem Körpergewicht bei weiblichen Personen nach der Pupertät weniger zu als vor der Pupertät. (Nach Rutenfranz 1964). PWC ergometrische Leistung bei einer Herzfrequenz von 170/min, s. S. 21

können sich noch im physiologischen Bereich liegende Abweichungen von den Mittelwertkurven ergeben. In Relation zum Körpergewicht entwickeln sich Kurz-, Mittel- und Dauerleistungen im Schulkind- und Jugendalter durchschnittlich annähernd linear (Abb. 9 und 10), so daß das Last-Kraft- und das Last-Leistungs-Verhältnis in verschiedenen Phasen der Entwicklung annähernd gleich bleiben. Daraus ist jedoch keineswegs abzuleiten, daß einzelne Kinder und Jugendliche von gleichem Körpergewicht stets gleich kräftig sind und gleiche sportliche Mittel- und Dauerleistungen aufweisen können.

Gesundheitsstörungen verschiedener Art führen akut oder chronisch zu Abweichungen der Leistungsentwicklung von den physiologischen Kurven. Auch die Linearität der Beziehungen in Zuwachs von Körpergewicht und Leistungen wird meist unterbrochen. Wenn akute oder chronische

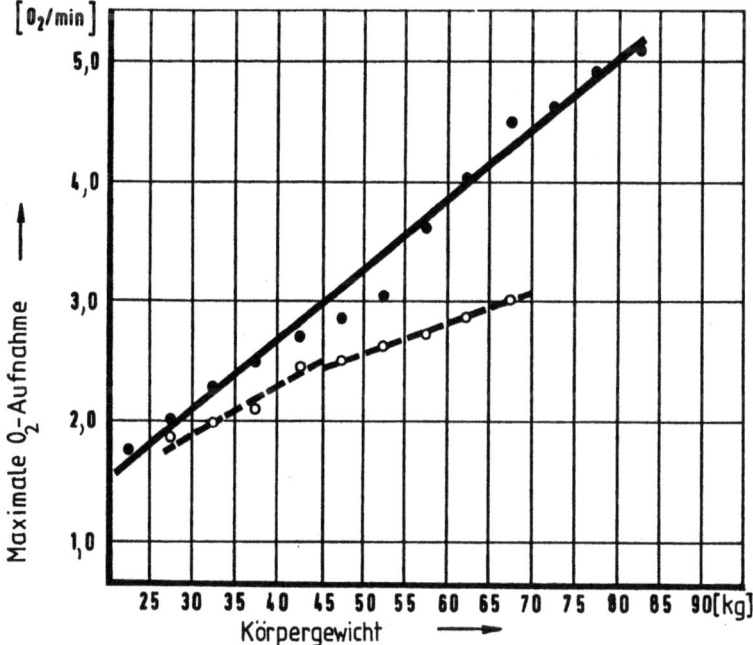

Abb. 10. Abhängigkeit der maximalen O_2-Aufnahmefähigkeit vom Körpergewicht bei 654 männlichen (●) und 455 weiblichen (○) Personen im Alter zwischen 8 und 25 Jahren. Die maximale O_2-Aufnahmefähigkeit nimmt bei weiblichen Personen mit steigendem Körpergewicht nach der Pubertät weniger zu als vor diesem Zeitpunkt. (Nach Rutenfranz 1964)

Störungen der Leistungsentwicklung bei wiederholten Messungen beobachtet werden, sind die Ursachen zu eruieren. Sie können z. B. bedingt sein durch einen akuten oder chronischen Infekt, Ernährungsfehler (Plus- und Minusfehler der Ernährung), toxische Einwirkungen aus der Umwelt (Blei-, Quecksilber-, Kadmiumverbindungen, Kohlenmonoxid, Benzpyren u. a.), durch psycho-physische Überforderungen, Konfliktsituationen in der Familie. Schule usw. Sie sind durch entsprechende Maßnahmen (möglichst) zu beheben. Nach kürzerer oder längerer Zeit erfolgt dann als Ausdruck des Erfolgs kausaler therapeutischer Maßnahmen eine Angleichung an die physiologischen Kurven und die körperlichen Relationen der Leistungsentwicklung.

Gesundheit und Leistungsabfall im Alter

Die körperlichen Leistungsfunktionen von Herz und Kreislauf, Atmung, Blut, Muskulatur und anderen Organen nehmen mit fortschreitenden Altersprozessen in Abhängigkeit vom biologischen Alter, das vom kalendarischen Alter erheblich abweichen kann, gesetzmäßig ab. Aus-

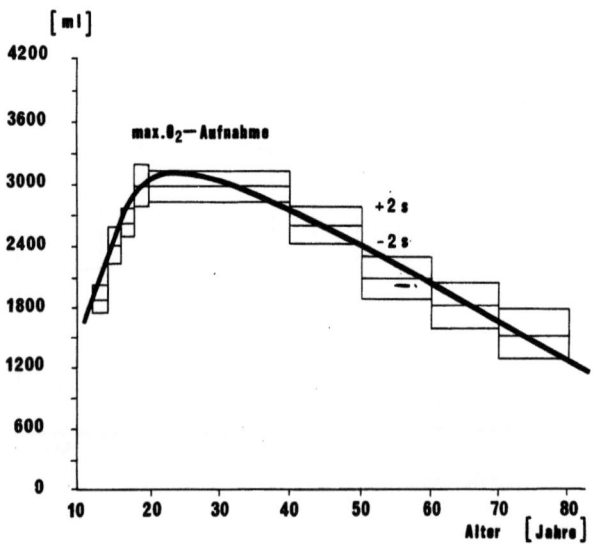

Abb. 11. Die maximale O_2-Aufnahme zwischen dem 10. und 80. Lebensjahr und der biologische $\pm$ 2s-Bereich von mehr als 500 Normalpersonen. (Nach Bolt et al. 1955)

druck dieser Abnahme von Leistungsfunktionen sind das altersentsprechende Absinken der maximalen O_2-Aufnahme (Abb. 11) und der sportlichen Kurz-, Mittel- und Dauerleistungen im Alter. Zuerst betroffen werden die kurzen Schnelligkeits- und Kraftleistungen, z. B. 100-m-Laufleistungen, Sprung- und Wurfleistungen, die bereits nach dem 25.–30. Lebensjahr abnehmen. Zeitlich etwas verzögert nehmen dann auch die Leistungen mittlerer und zuletzt die längerer Dauer ab. Dieser Leistungsabfall von körperlichen Leistungen wird durch Bewegungsmangel und durch häufige oder chronische Gesundheitsstörungen verschiedener Ätiologie vermehrt.

Der Leistungsabfall im Alter kann jedoch durch altersadäquates körperliches Training bestimmter Qualität und Quantität mehr als durch jedes andere Mittel gebremst werden (Abb. 12). Zu Recht hat Carl Diem darauf hingewiesen, daß Sport eine vorzügliche Methode sei, 30 Jahre lang 30 Jahre jung zu bleiben. Insbesondere Ausdauertraining in Form von schnellem Gehen, Lauftrabs, Radfahren, Schwimmen, Rudern, Skilanglauf, Eislanglauf usw. sind hierfür vorzüglich geeignet. Zu einer wirksamen Hemmung des Altersabfalls körperlicher Leistungsfunktionen genügt bereits eine tägliche Trainingsdauer von 10–20–30 min mit einer Herzfrequenz von 170–180/min minus Lebensalter. Das bedeutet z. B. für einen 50jährigen ein Training mit einer Herzschlagzahl von 120–130/min bzw. 12–13 Pulsen in 6 s die während oder unmittelbar nach einer kurzen Leistungsunterbrechung zu messen ist.

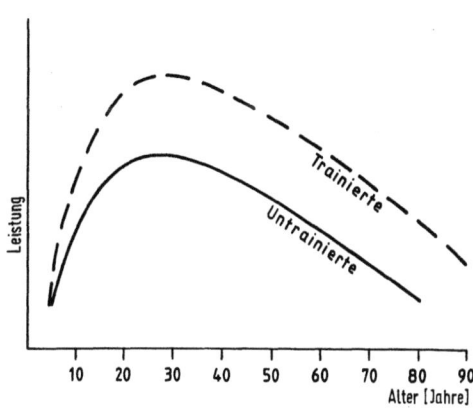

Abb 12. Schematische vergleichende Darstellung der Leistungsentwicklung in Abhängigkeit vom Alter bei Trainierten und Untrainierten

Auswirkungen von übermäßigen Leistungsanforderungen an die Gesundheit

Ein Übermaß an Training und Leistungsanforderungen in Sport, Beruf und Schule hat negative Auswirkungen auf die Gesundheit. Im Kindes- und Jugendalter kann hierdurch der optimale Ablauf von Entwicklungs- und Wachstumsprozessen gehemmt werden. Auch beim Erwachsenen können durch übermäßige Beanspruchungen Regulationsstörungen des vegetativen Systems, des Herz-Kreislaufs-Systems, auch Dysfunktionen des endokrinen Systems und eine erhöhte Anfälligkeit für manche Krankheiten ausgelöst bzw. bedingt werden. Die Wissenschaft und die Kunst der gesunden Lebensführung besteht auch darin, das gesunde Maß zwischen der zu geringen und der übermäßigen physischen und psychischen Beanspruchung zu finden.

Ergometrie zur Beurteilung der Gesundheit

Veränderungen der Gesundheit bewirken auch Änderungen von ergometrisch meßbaren kardialen, pulmonalen und anderen korporalen Funktionen. Gesundheitsstörungen haben einen mehr oder weniger ausgeprägten negativen Einfluß auf die kardio-pulmo-korporale Leistungsbreite. Bei beginnenden Erkrankungen, z. B. schon in der Inkubationszeit von Infektionskrankheiten, findet man nicht selten als frühes Symptom, noch Tage vor Auftreten von anderen Krankheitssymptomen, eine Abnahme der ergometrisch gemessenen Leistungsbreite. Die Krankheit selbst führt dann zu einer stärkeren Abnahme der Leistungsbreite, die in Beziehung zu Grad und Schwere der Erkrankung steht.

Enge Korrelationen von Gesundheit bzw. Gesundheitsminderung und Krankheit bestehen jedoch nur zur persönlichen individuellen ergometrischen Leistungsbreite. Die Beziehungen zur absoluten ergometrischen Leistung, die stark von der Konstitution und vom Trainingszustand bestimmt werden, sind weniger eng. Ein konstitutionell leistungsstarker, trainierter Mensch hat auch in mäßigem Gesundheitszustand oder mit einer leichten Erkrankung noch eine größere korporale Leistungsbreite als ein anderer gleichen Alters und Geschlechts, jedoch von mäßigen, wenig entwickelten korporalen Anlagen.

Zur ergometrischen Messung und Beurteilung des persönlichen Leistungs- und Gesundheitszustands sind besonders geeignet:

Die Messung der Herzschlagfrequenz bei einer relativ gleichen Leistung von 1 Watt/1 kg Körpergewicht (Abb. 13)

Je geringer der persönliche Leistungs- und Gesundheitszustand ist, desto höher liegen bei vergleichenden Messungen die Herzfrequenzen. Auch ein mehr oder weniger ausgeprägtes Übergewicht hat entsprechend negative Auswirkungen auf den Leistungs- und Gesundheitszustand. Adipöse Menschen sind absolut meist und relativ fast stets, bezogen auf das Körpergewicht, bei ergometrischen Messungen weniger leistungsfähig. Es besteht bei ihnen eine erhöhte Disposition zum Gesundheitsverlust bzw. häufigen Erkrankungen wie Arteriosklerose, Herzinfarkt, Diabetes mellitus, Leber- und Gallenerkrankungen.

Die Bestimmung der PWC_{170}
Die PWC_{170} (pulse working capacity$_{170}$) (Abb. 14), d.h. die mit definierter Methodik bestimmte ergometrische Leistung bei einer Herzfre-

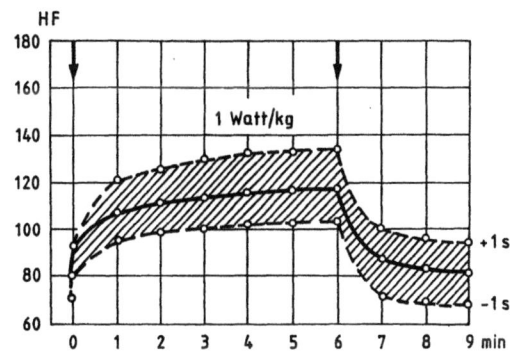

Abb. 13. Leistungs- und Erholungs-Herzfrequenz (*HF*) von 100 20–30-jährigen Männern bei relativ gleicher Leistung von 1 Watt/kg KG bei 6 min Dauer und 3 min Erholung. (Nach Dransfeld und Mellerowicz 1957, korrigiert für Fußkurbelleistung im Sitzen)

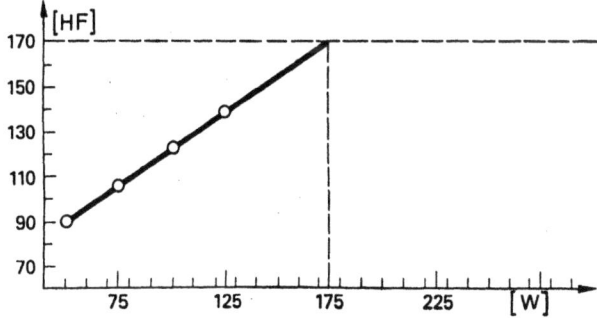

Abb. 14. Beispiel für die Bestimmung der „pulse working capacity"$_{170}$ (PWC_{170}) mit Stufen von 25 Watt/2 min Dauer. PWC_{170}: 175 Watt. Gewicht 70 kg: 2,5 Watt/kg KG. Normalwert: 2,6 Watt/kg KG = 182 Watt

quenz von 170/min, steht in gesetzmäßigen Beziehungen zum Trainings- und Leistungszustand und zur Gesundheit. Das gilt jedoch mehr für die individuelle, relative PWC_{170}, die in Watt pro kg Körpergewicht zu bestimmen ist. Eine Zunahme des (Ausdauer-) Trainings-, Leistungs- und Gesundheitszustands bewirkt ein Ansteigen der absoluten und relativen PWC_{170}. Schon durch geringe Gesundheitsstörungen verschiedener Art wird die individuelle PWC_{170} mehr oder weniger reduziert.

Zur Methodik
Die Herzschlagzahl wird zwischen der 50. und 60. Sekunde jeder Leistungsstufe gemessen. Anzuwenden sind Leistungsstufen von 10 W/1 min, 25 W/2 min und evtl. 50 W/3 min in Abhängigkeit von Geschlecht, Alter, Trainings-, Leistungs- und Gesundheitszustand. Die Ergebnisse mit den genannten Leistungsstufen verschiedener Größe und Dauer sind annähernd identisch. Eine Linearität von Leistung und Herzfrequenz (HF) ist jedoch nur (bei Menschen mittleren Alters) in einem Bereich der HF von 100–170/min gesichert. Deshalb sind nur Herzfrequenzen von 100–170 zur Bestimmung der PWC_{170} geeignet.

Bei wirksamem Training nehmen die absolute PWC_{170} (in Watt) und relative PWC_{170} (in Watt/kg Körpergewicht) zu. In der vergleichenden graphischen Darstellung wird erkennbar, daß der lineare Anstieg der HF weniger steil verläuft (Abb. 15 und 16).

Für biologisch ältere Menschen (kalendarisch > 40–50 Jahre) ist die PWC_{170} eine theoretische Größe, weil mit zunehmendem Alter die maximalen HF abnehmen. Schematisiert nimmt nach der Definition des Rehabilitation Council der International Society for Cardiology die

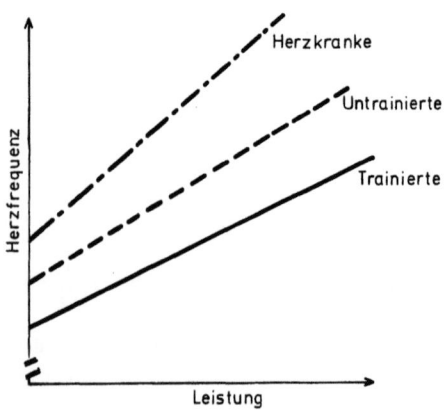

Abb. 15. Herzfrequenz während linear ansteigender Leistung bei (Dauer-)Trainierten, Untrainierten und Herzkranken

maximale HF pro Dekade etwa um 10 Schläge ab. Für die Beurteilung ist wesentlich zu wissen: Mit fortschreitendem Alter nimmt zwar die maximale HF, jedoch nicht die (theoretische) PWC_{170} ab. Auch für ältere gesunde Männer gilt noch ein Mittelwert der PWC_{170} von 2,6 Watt/kg Kg ($\pm 0,3$ Watt).

Messung des arteriellen Drucks bei ergometrischen Leistungen
Sie ermöglicht die Früherkennung von hypertonen Regulationsstörungen sowie eine Sicherung der Diagnose in Fällen, bei denen in Körperruhe die arteriellen Drucke im physiologisch-pathologischen Grenzbereich liegen (Franz 1981). Hierfür ist der arterielle Druck in Stufen von 25 Watt/2 min, evtl. 10 Watt/1 min bei Leistungen von 50–100 Watt und evtl. größeren Leistungen zu messen und mit den Mittelwerten und Standardabweichungen der betreffenden Altersklasse zu vergleichen (Abb. 17 und 18).

Auch hypotone arterielle Leistungsdrücke sind durch Vergleich mit ihren Mittelwerten und Standardabweichungen erkennbar. Sie können bedingt sein durch eine hypotone Kreislaufregulation auch während der Leistung, eine myokardiale Leistungsschwäche verschiedener Ätiologie wie auch

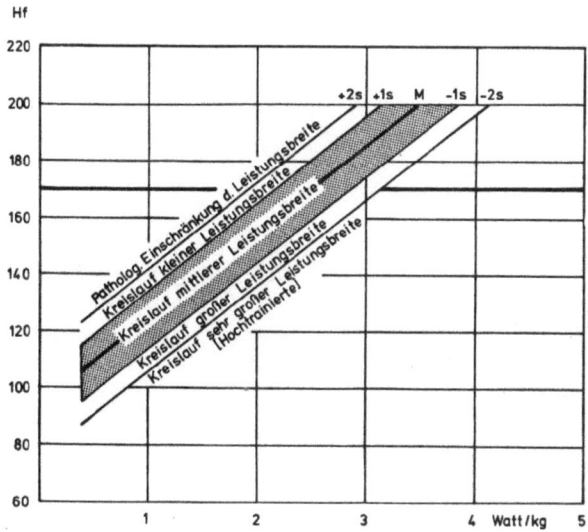

Abb 16. Mittelwerte und Standardabweichungen der Herzfrequenz (*HF*) bei ansteigenden Leistungen von 300 20- bis 30jährigen untrainierten Männern. (Ergometrische Fußkurbelleistung im Sitzen)

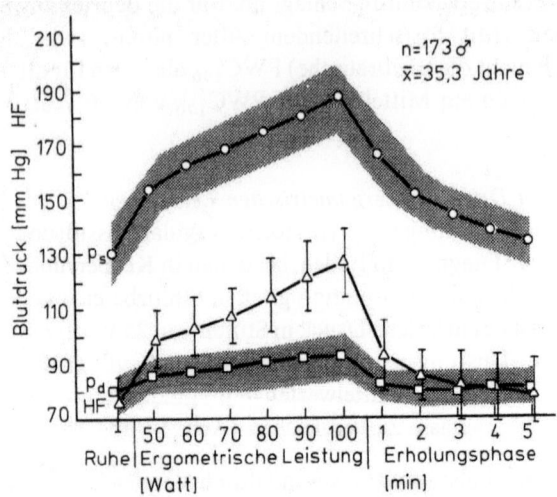

Abb. 17. Mittelwerte und Standardabweichungen des arteriellen Drucks (ps und pd) und der Herzfrequenz (*HF*) von 173 gesunden, untrainierten, 20–50 jährigen Männern bei ansteigenden ergometrischen Leistungen von 50–100 Watt (Fußkurbelarbeit im Liegen). (Nach Franz 1982)

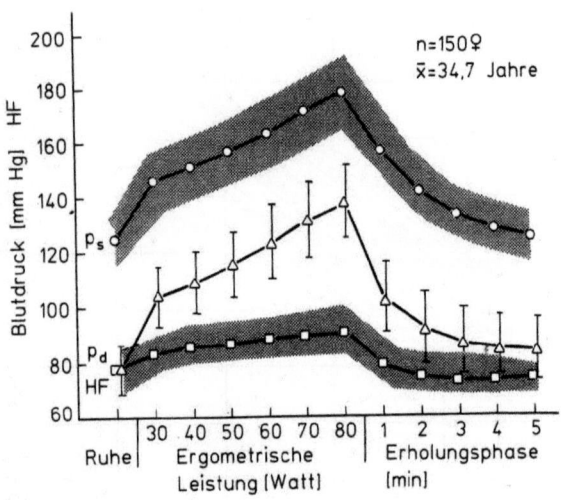

Abb. 18. Mittelwerte und Standardabweichungen des arteriellen Drucks (ps und pd) und der Herzfrequenz (*HF*) von 170 gesunden untrainierten 20–50jährigen Frauen bei ansteigenden Leistungen von 30 bis 80 Watt (Fußkurbelarbeit im Liegen). (Nach Franz 1982)

durch erworbene und angeborene Herzklappenfehler. So ermöglicht die Messung des arteriellen Druckverhaltens bei ergometrischen Leistungen die Erkennung und Bestimmung von Gesundheitsstörungen und Gesundheitsverlust durch Regulationsstörungen des Kreislaufs sowie pathologische Veränderungen des Herzens.

Elektrokardiogramm während ergometrischer Leistung[1] (Ergo-EKG)
Es ermöglicht die Früherkennung und Quantifizierung einer koronaren Durchblutungsstörung. ST-Senkungen (horizontal bzw. deszendierend verlaufend), die bereits bei kleinen ergometrischen Leistungen von 50–75 Watt auftreten, weisen auf hochgradige Stenosierungen bzw. einen ausgebreiteten koronar-sklerotischen Prozeß (3-Gefäß-Erkrankung) hin, ST-Senkungen bei Leistungen von 75–125 Watt auf mittelgradige Stenosierungen mittlerer Ausbreitung (2-Gefäß-Erkrankung), ST-Senkungen bei Leistungen von mehr als 125 Watt auf geringgradige Stenosierungen eine Koronarasts. Das haben vergleichende ergoelektrokardiographische und koronarangiographische Untersuchungen ergeben (Roskamm u. Samek 1975).

Die Sicherheit der Diagnose von koronar-stenotischen Veränderungen im Vergleich mit koronarangiographischen Befunden liegt bei 80–90%. Mit 10–20% falsch-positiven und falsch-negativen Befunden muß gerechnet werden (Matzdorff 1979).

Als Ausdruck einer latenten Koronarinsuffizienz können unifokale und multifokale Extrasystolen und Störungen der Erregungsleitung auftreten. Das Auftreten von Störungen der Reizbildung und der Erregungsleitung im Ergo-EKG kann durch einen myokardialen Prozeß bedingt werden. Vegetativ bedingte Extrasystolen im Ruhe-EKG verlieren sich dagegen fast stets im Ergo-EKG.

Messung der maximalen O_2-Aufnahme
Die maximale O_2-Aufnahme wird durch die kardio-pulmonale Leistungsbreite, die Transportkapazität des Bluts, die oxidative Kapazität und die Kapillarisierung der Muskulatur bedingt. Funktionsstörungen durch pathologische Veränderungen des Herz-Kreislauf-Systems, des Atmungssystems und des Blutes reduzieren die individuelle maximale O_2-Aufnahme. Sie kann auch durch Mangel an Bewegung bzw. an körperlichem Training gemindert werden (vgl. Abb. 11 und 12). Die mit einem offenen oder geschlossenen System gemessene maximale O_2-Aufnahme ist

---
[1] Siehe Matzdorf (1979) Das Ergo-EKG (vgl. Literaturverzeichnis)

mit den Mittelwerten und Standardabweichungen des Alters und Geschlechts des Probanden zu vergleichen (Abb. 11). Liegen die gemessenen Werte bei reduziertem Gesundheits- und Leistungszustand bzw. Gesundheitsverlust unter der 2s-Linie im pathologischen Bereich, sind qualitativ-diagnostisch die Ursachen, die in Erkrankungen des Herzens und Kreislaufs, des Atmungssystems, des Blutes u. a. liegen können, zu eruieren und hiernach möglichst durch entsprechende therapeutische und rehabilitive Maßnahmen zu beheben.

4 Zur Kondition

Die Kondition ist Ausdruck einer Gesamtheit von momentanen, ständig wechselnden Gesundheits- und Leistungsverhältnissen des Organismus. Sie wird von zahlreichen endogenen und exogenen Faktoren bedingt (lat. conditio: Bedingung). Von der sich ständig ändernden Konstellation bedingender Faktoren wird sie bestimmt.

Endogene bedingende Faktoren der Kondition

Dies sind die regulative Potenz des vegetativen Systems, die biochemische Kapazität endokriner Drüsen, die Leistungsbreite des kardiopulmonalen Systems, des neuro-muskulären Systems, die muskuläre Kraft, die aerobe und die anaerobe Kapazität, die biochemische Kapazität der Leber, die Potenz des retikulo-histiozytären Immunsystems und die momentane endogen bestimmte (und exogen beeinflußte) psychische Verfassung (seelische Grundstimmung). Diese endogenen Faktoren werden durch die genetische Struktur eines Menschen bestimmt und durch exogene Faktoren beeinflußt.

Exogene bedingende Faktoren der Kondition

1. Temperatur, Feuchte, Bewegung, Druck der Luft (Wetter- und Klimafaktoren);
2. Tages- und Jahreszeit (beeinflussen die Biorhythmik von Organfunktionen);
3. Ernährungsfaktoren, Quantität und Qualität von Proteinen, Kohlenhydraten, Fett- und Lipoidstoffen, Vitaminen, Mineralien, Wasser;
4. Genußmittel (Kaffee, Alkohol, Tabak u. a.), Drogen (Heroin, Haschisch, Marihuana, LSD), Pharmaka u. a.;

5. Umweltgifte (Blei-, Quecksilber-, Kadmiumverbindungen, Kohlenmonoxid (CO), Schwefeldioxid (SO_2), Stickstoffoxide, Benzpyren u. a.);
6. Soziale Umwelt (Zusammenleben in Familie, Schule, Beruf u. a.);
7. Wohnverhältnisse, Kleidung u. a.

Allgemeine und spezielle Kondition

Die allgemeine, vielseitige Belastbarkeit und Leistungsfähigkeit bei wechselnden Umweltanforderungen wird von der *allgemeinen Kondition* bestimmt. Von der negativen, der mäßigen, über die mittlere zur positiven bis zur optimalen Ausbildung der allgemeinen Kondition gibt es alle Übergänge. Eine positive allgemeine Kondition beinhaltet ein hohes Maß an allgemeiner Leistungsfähigkeit und Belastbarkeit für Ausdauer-, Mittel- und Kurzleistungen, Widerstandsfähigkeit gegen Kälte- und Hitzeeinwirkungen und widrige Lebensumstände, auch hohe Immunität gegen Infekte.

Die spezielle Leistungs- und Beanspruchungsfähigkeit für spezielle Leistungsanforderungen wird von der *speziellen Kondition* bestimmt. Zu unterscheiden ist die spezielle Kondition von Dauer-, Mittel- und Kurzleistern. Sie unterscheiden sich wesentlich in der Qualität und Quantität der Energiebildung (anaerob, aerob) und der Dauer der speziellen Leistung.

Bei Kurzleistungen erfolgt die Energiebildung ganz überwiegend anaerob (bis ca. 1 min), bei Mittelleistungen anaerob und aerob (ca. 1–6 min Dauer), bei Ausdauerleistungen überwiegend aerob (>6 min).

Eine optimale spezielle Kondition schließt andere optimale spezielle Konditionsformen aus. Z. B. kann ein Organismus nicht gleichzeitig eine optimale Ausdauerkondition und eine optimale Kurzleistungskondition haben, weil ihre endogenen bedingenden Faktoren und die speziellen Trainingswirkungen zu ihrer Steigerung qualitativ unterschiedlich sind. Ihre Wechselwirkungen sind negativ, d. h. Ausdauertraining vermindert z. B. die Schnellkraftleistungen (Sprintleistungen u. a.). Durch reines Krafttraining werden die Ausdauerleistungen des Organismus reduziert.

Bei der speziellen Kondition von Ausdauer-, Mittel- und Kurzleistern sind wiederum verschiedene spezielle Unterformen zu unterscheiden. So ist z. B. die Ausdauer-Kondition eines Langstreckenläufers eine andere als die des Radrennfahrers, des Schwimmers oder des Fußballspielers. Die

spezielle Kondition eines Lauf-Sprinters ist von der eines Rad-Sprinters oder eines Schwimm-Sprinters zu unterscheiden.
Jede spezielle positive Kondition erfordert eine bestimmte Konstellation bedingender endogener und exogener Faktoren. Die optimale Kondition eines Langstreckenläufers unterscheidet sich von der eines Kurzstreckenläufers, eines Fußballspielers oder eines Ruderers z. B. erheblich in bezug auf die endogenen Faktoren aerobe und anaerobe Kapazität und auch in bezug auf die exogenen Faktoren (Lufttemperatur und Ernährung u. a.).

Maßnahmen zur Förderung der Kondition

Training

Zur Förderung der *allgemeinen Kondition* ist vielseitiges Training sowohl der aeroben Kapazität (zur Steigerung der Dauerleistungsfähigkeit), der anaeroben Kapazität (für Leistungen mittlerer Dauer von ca. 1–6 min) als auch der Kraft für Leistungen kürzerer Dauer (bis ca. 1 min) erforderlich. Auch Gelenkigkeit und Beweglichkeit für bestimmte sportliche Bewegungsabläufe sollten geübt werden. Zur Förderung der allgemeinen Kondition gehört auch die Anwendung abhärtender Maßnahmen (z. B. Wechselduschen, Sauna) zur Steigerung der Widerstandsfähigkeit gegen Kälte und Hitze.

Die *spezielle Kondition* wird durch spezielles Training gefördert, weil es bestimmte spezifische anatomische, histologische, biochemische und physiologische Veränderungen des Organismus bewirkt, die neben der speziellen Übung von Bewegungsabläufen biologische Voraussetzungen der speziellen Leistungssteigerung sind. Zum Beispiel hat spezielles Krafttraining andere Wirkungen auf den Organismus als Ausdauertraining. Eine maximale Steigerung der Kraft und gleichzeitig der Ausdauer des Organismus ist organisch nicht realisierbar. Ihre speziellen Wirkungen hemmen und beeinträchtigen sich wechselseitig. Ist für eine spezielle Leistung z. B. sowohl Kraft zur (aeroben) Ausdauer erforderlich, so wird durch ein kombiniertes Training möglichst optimaler Mischung der Organismus, z. B. seine Skelettmuskulatur induziert, eine morphologisch-physiologische Kompromißlösung der speziellen Anpassungen einzugehen.

Zur *optimalen Förderung* der allgemeinen wie auch der speziellen Kondition ist ein *Training optimaler Qualität* und *optimaler Quantität* erforderlich. In einem *qualitativ optimalen Training* der allgemeinen Kondition ist eine optimale Mischung verschiedener Arten und Formen von Training anzuwenden. Ein qualitativ optimales spezielles Training der speziellen Leistung ist erforderlich zur optimalen Förderung der speziellen Kondition. Haupt- bzw. Nebenkomponenten der speziellen Leistung (z. B. Kraft, anaerobe Kapazität, aerobe Kapazität) sind entsprechend ihrem quantitativen Anteil an der Leistung und der jeweiligen konstitutionellen Ausprägung zu trainieren, z. B. schwächere Komponenten in stärkerem Maß.

Ein quantitativ optimales Training ist ein Training von optimaler Intensität (ca. 60–100% der Maximalleistung), täglicher Häufigkeit und einer Dauer, die der von 1–3 Leistungseinheiten pro Tag entspricht. Das bedeutet z. B., daß ein 1000-m-Läufer 1 bis 3 mal täglich eine 1000-m-Strecke mit 60–100% seiner Maximalleistung zu laufen hat. Bei einer Intensität von 90–100% genügt wahrscheinlich eine Leistungseinheit täglich zur optimalen Förderung von Kondition und Leistung. Bei einer Intensität von 60–80% sind 2–3 Leistungseinheiten erforderlich + Einlaufzeit + Übung der speziellen Koordination + Training von Nebenkomponenten + Auslaufzeit.

Massage

Massage ist eine mechanische Behandlung der Haut, des Bindegewebes (Gelenke, Bänder, Sehnen) und der Muskulatur durch Streichen, Klopfen, Knet- und Walkgriffe, Schütteln und Dehnen mit dem Zweck der Förderung der Kondition, der Leistungssteigerung, der Entmüdung und der Heilung.

Massage hat eine mechanische Reizwirkung. Hierdurch wird bewirkt:

1. eine Erweiterung der Blutgefäße der Haut, des Bindegewebes und der Muskeln, vermehrte O_2- und Stoffversorgung, schnellerer Abtransport von Ermüdungsstoffen.
2. Venen- und Lymphgefäße werden ausgestrichen. Das Maximum der Hyperämie wird nach einigen Minuten erreicht; sie dauert annähernd 30–60 min;
3. eine Lockerung der Muskulatur und Lösung von Muskelhärten verschiedener Ursache.

Bei der *Sportmassage* wird unterschieden:

1. *Trainingsmassage:* Sie dient der Lockerung der Muskulatur, der Beseitigung von Muskelhärten, der Entmüdung, Förderung der Kondition und der Leistungssteigerung.

2. *Vorbereitungsmassage* (vor dem Wettkampf): Sie bewirkt Lockerung, Durchblutungsförderung, Aufwärmung.
3. *Entmüdungsmassage* (nach dem Wettkampf): Zur Entfernung von Ermüdungsstoffen (Milchsäure und andere saure Stoffwechselprodukte u. a.).

Heilmassage wird angewandt:
bei Erkrankungen von Muskeln, Sehnen, Bändern, Gelenken und inneren Organen, zur Durchblutungsförderung und als Reiztherapie zur Einleitung und Förderung von Heilprozessen.

Sauna

Die Sauna ist ein Heißluftbad (85–100 °C) mit geringer Luftfeuchtigkeit (10–20% relative Luftfeuchte). Sie bewirkt intensive Wärmeregulationen des Organismus. Herzfrequenz, Schlag- und Minutenvolumen des Herzens werden gesteigert bei geringem Anstieg des arteriellen Drucks. Stoffwechsel, Körpertemperatur und Schweißproduktion (ca. 500–1000 ml in 30 min) nehmen zu.

Durch wiederholte Saunaanwendungen werden die regulative Potenz des vegetativen Systems, die biochemische Kapazität endokriner Drüsen und kardio-zirkulatorische Funktionen gefördert. Deshalb hat regelmäßiges Saunen Wert und Bedeutung zur Erhaltung, Förderung und Wiederherstellung der allgemeinen und vieler Formen spezieller Kondition (Gesundheits- und Leistungsverhältnisse) des Organismus. Sie ist eine „abhärtende" Anwendung, welche die Widerstandsfähigkeit des Organismus insbesondere gegen Temperaturwirkungen bei Hitze und Kälte, steigert.

Zur praktischen, ansteigenden Anwendung und Dosierung kann empfohlen werden: 1- bis 3mal 3–9 min Sauna mit Abkühlung und Ruhepausen von 15–5 min Dauer zum kalten Duschen und Baden mit Temperaturen von 18–10 °C, 1- bis 3mal wöchentlich.

Die Kontraindikationen des Saunabades sind zu beachten;
s. Fritzsche u. Fritzsche 1980.

Wechselduschen

Anwendung von Duschen wechselnder Temperatur hat eine anregende und belebende Wirkung auf das vegetative, das endokrine und das Herz-Kreislaufsystem und andere Systeme des Organismus. Regelmäßige

Anwendungen von ansteigender Temperaturdifferenz und Dauer bewirken adaptive Veränderungen dieser Systeme. Hierdurch werden eine „abhärtende", auch die allgemeine Beanspruchungsfähigkeit erhöhende Wirkung sowie eine Förderung der allgemeinen Kondition erzielt.

Anzuwenden sind im Warmbereich Wassertemperaturen von 40–44 °C, im Kaltbereich von 18–12 °C, jeweils 15–30–60 s bei einer Gesamtdauer von 3–6 min. Die Temperaturdifferenzen sowie die Dauer der täglichen Anwendungen sind allmählich zu steigern.

Wirkungen der Sonnenstrahlung

Die auf die Erdoberfläche gelangende Sonnenstrahlung ist eine atomare Strahlung, die bei Kernfusionsprozessen in der Sonne entsteht. Sie hat in bestimmten Wellenbereichen in Abhängigkeit von Einwirkungsintensität und -dauer fördernde Wirkung auf die allgemeine und viele Formen spezieller Kondition. Die Ultraviolettstrahlen bewirken u. a. die Bildung von Vitamin D aus im Hautgewebe vorhandenen Vorstufen. UV-Strahlen können auch andere biochemische und physikalische Wirkungen in der Haut entfalten und die Kondition beeinflussen. Die sichtbaren elektromagnetischen Wellenlängen der Sonnenstrahlung (ca. 400–720 nm) wirken über die Netzhaut und nervale Verbindungsfasern auf vegetative und endokrine Regelungszentren des Dienzephalons ein. Hieraus resultiert eine anregende und belebende Wirkung über das vegetative und endokrine System auf den ganzen Organismus. Bei sonnigem Wetter ist der Mensch erfahrungsgemäß und erwiesenermaßen in besserer Stimmung, hat mehr Initiative und Aktivität und ist leistungsbereiter und leistungsfähiger.

Auch die eine Wärmewirkung entfaltenden langwelligen Ultrarotstrahlen beeinflussen die Kondition. Sie haben generell einen fördernden Einfluß auf die Kondition von Kurzleistern, können jedoch insbesondere bei höheren Lufttemperaturen und höherer Luftfeuchtigkeit und geringer Luftbewegung die spezielle Kondition von Dauerleistern beeinträchtigen.

Ein Übermaß an Sonnenstrahlung, das durch Zerstrahlung von Eiweißkörpern der Haut (Dekarboxilierung von Aminosäuren) einen Sonnenbrand mit toxischen Auswirkungen auf den ganzen Organismus auslöst, hat negative Auswirkungen auf die allgemeinen und speziellen Konditionsformen, die Tage bis Wochen anhalten können.

Optimale Ernährung

Zur Förderung der allgemeinen oder der speziellen Kondition ist eine optimale Ernährung erforderlich. Sie enthält alle die Stoffe in optimaler Quantität und Qualität, die der Organismus für seinen Bau- und Betriebsstoffwechsel braucht. Die optimale Ernährung zur Förderung der speziellen Kondition z. B. von Kraftsportlern und Dauerleistern unterscheidet sich. Zum Neuaufbau von Muskelsubstanz (Aktin- und Myosinmoleküle u. a.) ist eine besonders eiweißreiche, auch an essentiellen Aminosäuren reiche Ernährung erforderlich. Die Ernährung von Dauerleistern muß mehr Kohlenhydrate, Vitamine, Mineralien und auch mehr Flüssigkeit enthalten (s. hierzu die betr. spezielle Literatur). Mangelernährung (Minusfehler) und andererseits Überernährung (Plusfehler) haben negative Auswirkungen auf die allgemeine und spezielle Kondition.

Bedeutung der Kondition für den Menschen

Konditionsfördernde Maßnahmen haben Wert und Bedeutung für die persönliche Leistungsfähigkeit, Beanspruchungsfähigkeit und die Widerstandsfähigkeit des Menschen, besonders in ungesunden, widernatürlichen Umständen und Situationen. Im Kindes- und Jugendalter fördern sie körperliche Entwicklung und Wachstum sowie psycho-somatisch auch die Entfaltung und Bildung der Persönlichkeit. Im Alter wirken sie einem frühen Leistungsabfall entgegen und hemmen degenerative Altersveränderungen der Gewebe, z. B. der Blutgefäße u. a.

5 Gesundheitsverlust durch Bewegungsmangel

Ursachen

Leben, Leistungsfähigkeit und Gesundheit hat der Mensch seit vielen 100 000 Jahren erhalten durch Bewegung auf der Suche nach Nahrung, auf der Jagd, durch körperliche Arbeit bei Ackerbau und Viehzucht, in Spiel und Kampf. Seit etwa 100 Jahren nehmen ihm Maschinen fast jede körperliche Arbeit und sogar die eigene Fortbewegung ab. Das ist in vieler Hinsicht ein Segen. Aber es droht andererseits zum Fluch zu werden. Krankheiten, die durch Mangel an Bewegung und körperlicher Arbeit bei relativer Überernährung und psycho-sozialem Overstreß in der technisierten Zivilisation unserer Zeit bedingt werden, sind immer häufiger, sind zum Krankheitsproblem Nr. 1 geworden!

In dieser Situation hätte die Medizin den Sport erfinden müssen, wenn er sich nicht aus einem natürlichen Selbsterhaltungstrieb des Menschen entwickelt hätte, sagte Carl Diem, sehr zu Recht, vor einigen Jahrzehnten. Die Medizin hat den Sport nicht erfunden. Aber sie entdeckt in zunehmendem Maß den präventiven und rehabilitiven gesundheitlichen Wert sportlichen Trainings.

Wirkungen von Bewegungsmangel auf den menschlichen Organismus

Mangel an Bewegung führt zu einer fortschreitenden Verkümmerung (Inaktivitätsatrophie) und Leistungsschwäche des Organismus. In der *Muskulatur* finden wir eine zunehmende, durch Mangel an Bewegungsreizen bewirkte Atrophie mit strukturellen und funktionellen Veränderungen. Diese sind mit einer fortschreitenden muskulären Schwäche verbunden. Die Rumpfmuskulatur kann ihre natürlichen Haltefunktionen nicht mehr erfüllen. Es kann infolgedessen zur Entstehung von Haltungsschwächen, Haltungsfehlern und später Haltungsschäden der Wirbelsäule kommen. Diese Haltungsfehler sind auch mit Fehlentwicklungen des Thorax, der Organe des Brustkorbs und des Beckens verbunden. Infolge

Fehlbelastungen treten Abnutzungs- und Aufbrauchveränderungen, besonders an den Wirbelgelenken, früher auf. Sie können die Arbeitsfähigkeit vermindern und zu Frühinvalidität führen.
Infolge Verkümmerung und funktioneller Schwäche der Muskulatur des Fußes und der Wade sowie des Band- und Knochensystems der Füße können ihre Gewölbe gegen die zunehmende Körperlast nicht mehr erhalten werden. So entstehen die häufigen Senkfußbeschwerden, die Wohlbefinden und Leistungsfähigkeit vieler Menschen erheblich beeinträchtigen.
Die zunehmende *Mangelkapillarisierung* untrainierter Gewebe führt zu einer Verminderung der O_2-Ausnutzung des Bluts. Vergleichende Untersuchungen mit trainierten Menschen haben das gezeigt. Mangelkapillarisierung und verminderte O_2-Ausnutzung des Bluts fördern die fortschreitende Altershypoxie der Gewebe.
Die latente Leistungshypoxie — durch Bewegungsmangel — wird auch durch eine Mangelerythropoese mit Verminderung der Erythrozytenzahl, der Hämoglobinmenge und der O_2-Transportkapazität des *Bluts* bedingt und gefördert. Mangel an körperlicher Arbeit längerer Dauer oder an Ausdauertraining kann auch ein Ansteigen der Glukose- und Triglyzeridspiegel und der LDL-Fraktion (Low-Density-Lipoproteine) des Bluts bewirken. Sie sind pathogenetische Faktoren der Arteriosklerose, der Koronarsklerose und des Herzinfarkts. Die fibrinolytische Aktivität des Bluts wird durch Trainingsmangel reduziert.
Mangel an Bewegung, körperlicher Arbeit und sportlicher Aktivität führt auch zur Entwicklung einer leistungsschwachen, morbiden Zivilisationsform des *Herzens*. Sie wird im deutschen Sprachraum nicht selten als „Büroherz" oder „Schreibtischherz" bezeichnet. Solche kleinen Herzen werden auch bei unseren in Ställen lebenden Haustieren im Vergleich zu deren Wildformen gefunden. Das kleine Büroherz ist ständig gezwungen, eine unökonomische, viel O_2 verbrauchende Frequenzarbeit zu leisten. Die koronaren Reserven sind dabei mehr oder weniger reduziert – und der Weg zur koronaren Insuffizienz ist weniger weit.
Bei Menschen mit ausdauertrainierten Herzen kommen Anzeichen von koronarer Hypoxie und Herzinfarkt, von seltenen Ausnahmen abgesehen, selbst bei extremen sportlichen Beanspruchungen nicht vor. Dagegen sind koronare Insuffizienz und früher Herzinfarkt bei Menschen mit kleinen Büroherzen sehr häufige Leiden. Ihre Herzen neigen zu Sauerstoffnot, so wie diese Menschen schon bei kleinen körperlichen Anstrengungen Atemnot bekommen. Wegen des Mangels an Bewegung, an körperlicher Arbeit und sportlicher Aktivität ist die Koronarinsuffizienz eine der

häufigsten Erkrankungen unserer Zeit geworden. Bei Menschen, die regelmäßig Sport in Ausdauerform treiben, ist sie, wie die Statistiken und Erfahrungen der sportärztlichen Beratungsstellen zeigen, sehr selten.

Tabelle 1. Vergleichende Darstellung von Bewegungsmangel- und Trainingswirkungen

Parameter	Bewegungsmangel	Training
	Inaktivitätsatrophie	
$\dfrac{\text{Muskelgewicht}}{\text{Körpergewicht}}$	Quotient: klein	groß
$\dfrac{\text{Fettgewicht}}{\text{Körpergewicht}}$	Quotient: groß	klein
$\dfrac{\text{Last}}{\text{Kraft}}$	Quotient: groß	klein
Kapillarisierung der Muskulatur	klein	groß
Herzgewicht	klein (≈ 250–300 g)	groß (≈ 400–500 g)
Herzfrequenz	70–90/min	30–60/min
Systolischer Druck	hoch	
Herzarbeit	groß	klein
koronare O_2-Reserven	klein	groß
Maximale Herzleistung	klein	groß
Vitalkapazität	klein (≈ 2000–4000 ml, oft <50 ml/kg)	groß (≈ 4000–7000 ml, oft >70 ml/kg)
O_2-Kapazität	klein (≈ 2000–3000 ml O_2/min, oft <40 ml/kg)	groß (≈ 5000–6000 ml O_2/min, oft >70 ml/kg)
Blutvolumen	klein (≈ 5 l)	groß (≈ 6–7 l)
O_2-Transportkapazität des Bluts	klein	groß
Vegetative Regulation	ergotrop-adrenergisch	trophotrop-cholinergisch
adrenokortikale Reserven	klein	groß
Ermüdbarkeit	größer	kleiner
Erholung	langsamer	schneller
Leistungsreserven	klein	groß
Leistungsabfall im Alter	schneller	langsamer

Auch Inaktivitätsatrophie der Atemmuskulatur und Leistungsschwäche des gesamten *Atmungssystems* werden durch Mangel an körperlichem Training bewirkt. Infolge Verminderung der Atemökonomie (höhere Atemfrequenz bei kleinerem Atemvolumen) werden alveoläre Ventilation und arterieller O_2-Partialdruck reduziert. Hierdurch ergeben sich negative Auswirkungen auf die O_2-Versorgung von Zellen und Organen, ihre Leistungsfähigkeit und Gesundheit.

Durch Training werden die regulative Potenz des *vegetativen Systems* und die biochemische Kapazität von *Hormondrüsen* (Nebennierenrinde, Schilddrüse, Hypophysenvorderlappen) gesteigert. Durch Mangel an Training, körperliche Inaktivität und Fehlen abhärtender Maßnahmen wird die funktionelle und biochemische Potenz des endokrinen und vegetativen Systems reduziert und die gesundheitliche Stabilität Homöostase des Organismus) vermindert.

Krankheiten durch Bewegungsmangel

Durch Mangel an Funktion, an Bewegung, körperlicher Arbeit und sportlicher Aktivität ist eine neue, immer häufiger auftretende Art von Mangelkrankheiten entstanden. Diese, von den amerikanischen Professoren Kraus u. Raab (1961) als „hypokinetic diseases" (Bewegungsmangelkrankheiten, Hypomotilitätskrankheiten) bezeichneten Erkrankungen bewirken einen ganzen Komplex von funktionellen sowie organischen Veränderungen und Krankheitssymptomen (Tabelle 2). Doch werden „hypokinetic diseases" nicht nur durch eine überwiegende Ursache, den Bewegungsmangel, ausgelöst, sondern durch eine Vielzahl von konditionalen pathogenetischen Faktoren wie Overstreß, Über- und Fehlernährung, Rauchsucht u. a. mitbedingt und modifiziert.

Welches sind die Krankheiten, für die Bewegungsmangel mit genügender Begründung als wesentlicher bedingender pathogenetischer Faktor angesehen werden kann? Es gehören hierzu die so häufigen *Regulationsstörungen* des Kreislaufs, insbesondere die sympathikotonen *hypertonen Re-*

Tabelle 2. Wirkungen von Bewegungsmangel auf Leistung und Gesundheit

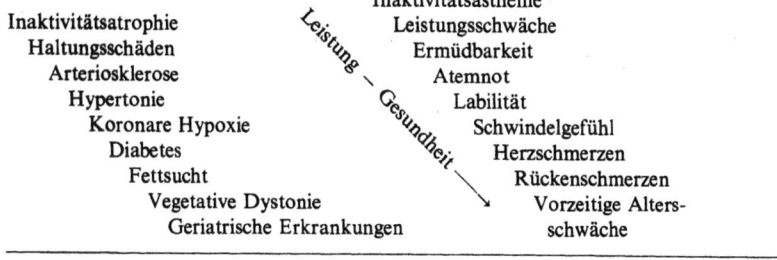

gulationsstörungen, sehr wahrscheinlich die *Arteriosklerose*, die *Koronarinsuffizienz* und der *Herzinfarkt*, die *vegetativen Dystonien*, die *Adipositas* — durch Bewegungsmangel bei relativer Überernährung —, der *Diabetes mellitus*, die so häufigen *Haltungsfehler* und Haltungsschäden an Knochen-, Band- und Muskelsystem der Wirbelsäule und ihre Auswirkungen auf den gesamten übrigen Organismus und schließlich manche *geriatrischen Erkrankungen*, die durch eine vorzeitige, funktionelle Organschwäche gekennzeichnet sind.

Häufige Frühsymptome dieser Krankheiten sind: körperliche Leistungsschwäche, Atemnot schon bei kleinen körperlichen Dauerbelastungen, erhöhte Ermüdbarkeit, verminderte Erholungsfähigkeit, körperliche Labilität mit Neigung zu Schwindelgefühl, Herzklopfen und Herzdruck, Rückenschmerzen, vorzeitige Altersschwäche u. a.. Differentialdiagnostisch ist jedoch stets zu berücksichtigen, daß diese häufigen Symptome auch durch andere Krankheiten bedingt sein können.

Auswirkungen auf Volksgesundheit und Volkswirtschaft

Millionen Menschen haben ihre Gesundheit und Leistungsfähigkeit verloren. Zu viele Menschen wissen gar nicht mehr, was es heißt, wirklich im Vollbesitz aller leiblichen und seelischen Kräfte, wirklich optimal gesund und leistungsfähig zu sein. Ihre Gesundheit ist eigentlich nur ein „Nichtkranksein". Die körperliche Verkümmerung eines großen Teils der Bevölkerung hat nicht nur vom ästhetischen, sondern auch vom gesundheitlichen Standpunkt ein bedrohliches Ausmaß erreicht. Gesundheit und Leistung sind weit vom möglichen Optimum entfernt.

Lassen wir uns darüber nicht durch die wirklich großen Heilerfolge unserer modernen Medizin und die erhebliche Zunahme der durchschnittlichen Lebenserwartung hinwegtäuschen. Die erstaunlichen Erfolge in der Bekämpfung der Mortalität, besonders der Kleinkindersterblichkeit und des Infektionstods, haben zwar zu einer Verdopplung der durchschnittlichen Lebenserwartung in den letzten 100 Jahren geführt, aber fast in gleichem Maß scheinen Morbidität und Ungesundheit angestiegen zu sein.

Es läßt sich aus den vorliegenden Krankenstatistiken entnehmen, daß diese Bewegungsmangelkrankheiten und ihre Frühsymptome einen sehr großen Prozentsatz (ca. 30–40%) des Krankenguts der praktischen Ärzte und der Kliniken ausmachen.

Trotz aller Fortschritte der Medizin sind aus den genannten Gründen folgende negative Tendenzen festzustellen:

- Die Krankenversicherungsbelastung des einzelnen steigt seit Jahren ständig an.
- Die sozialen Kosten des Staates nehmen ständig zu.
- Mehr als die Hälfte der Erwerbstätigen wird vor Erreichen der Altersgrenze invalide.

Alle Krankheiten kosten nach Berechnungen des Bundesgesundheitsrats ca. 20% des Bruttosozialprodukts (von ca. 1500 Mrd. DM 1982 $\approx$ 300 Mrd. DM) (für Behandlung von Krankheiten, Krankenhauskosten, Arbeitsausfall, Leistungsminderung, Frühinvalidität u. a.). Circa 30–40% davon entfallen auf Kosten, die durch Bewegungsmangel, Mangel an körperlicher Arbeit und sportlicher Aktivität, Über- und Fehlernährung, Rauchsucht u. a. bedingt werden (ca. 50–100 Mrd. DM jährlich). Dieser Betrag könnte besser zum Wohlergehen vieler Bundesbürger, für das Gesundheits- und Leistungsniveau unseres Volks und die Prosperität der Volkswirtschaft verwandt werden.

Was ist präventiv zu tun?

Viel mehr noch ist vorbeugend für Erhaltung und Förderung von Gesundheit und Leistungsfähigkeit eines jeden zu tun! Hierin sind sich Ärztevereinigungen, die Gesundheitsministerien und Krankenkassen einig. Vorbeugen ist sicher besser als heilen, und es ist billiger als heilen. Bei umfassender und wirksamer Anwendung von präventiven Maßnahmen können jährlich Milliardenwerte eingespart werden. Die viel genannte Kostenexplosion auf dem Krankheitssektor wäre aufzuhalten. Milliardenbeträge könnten zweckmäßig und weitschauend für das Gesundheits- und Leistungsniveau unserer Bevölkerung investiert werden und der Volkswirtschaft zugute kommen.

Schon 1953 ist im Berliner Abgeordnetenhaus vor vielen Repräsentanten der Politik und des Sports eine umfassende Sport-Gesundheitsplanung für die Bundesrepublik vorgelegt worden. Einiges davon ist realisiert worden. Dem Deutschen Sportbund, seinen Verbänden und Vereinen ist es gelungen, viele Millionen wieder in Bewegung, zu fröhlicher sportlicher Aktivität zu bringen. Das ist ein geschichtliches Verdienst um das Gesundheits- und Leistungsniveau unseres Volkes, das bisher kaum entsprechende Würdigung gefunden hat. Das Abflachen der Kurve der degenerativen Herz-Kreislauf-Krankheiten in den letzten Jahren kann hiermit in Verbindung stehen — und eine Tendenzwende deutet sich an. Aber es bleibt noch sehr viel zu erreichen: Jedes Kind, jeder junge Mensch muß, in der Schule beginnend, zur Freude an der Bewegung, zu rechter Lust an körperlicher Anstrengung, zu fröhlicher sportlicher Betätigung in seiner Freizeit und gesunder Lebensführung erzogen werden. Wir brauchen mehr und bessere *Leibes- und Gesundheitserziehung* in den Schulen. Jeder einzelne muß lernen, sich „fit", „in Form", sich gesund und leistungsfähig zu erhalten.

Hierfür brauchen wir in den Universitäten und Hochschulen bei der Ausbildung von Sportlehrern und Leibeserziehern nicht mehr sportwissenschaftliche Theorien, sondern mehr auf die Schulpraxis bezogene, wirksame Ausbildung!

Sportlehrer, Leibeserzieher, Schulärzte sollen *Gesundheitserzieher* und Träger der *präventiven Sportmedizin* für die Jugend in allen Schulen sein! Noch mehr *kleine Spiel- und Sportplätze,* die jedermann zu jeder Zeit, in jedem Häuserblock zur Verfügung stehen, müssen geschaffen werden. Die Kosten hierfür werden vielfach an Aufwand für Krankenhäuser, Apotheken und Frühinvalidität eingespart werden können.

Ärzte müssen sich selbst und ihre Patienten mehr als bisher zu regelmäßigem Training und gesunder Lebensführung anregen und erziehen. Oft sollten sie sagen: „Lauf mal wieder! Schwimm mal wieder!" Mehr tägliche Bewegung und körperliches Training ist zu verordnen — und knappere Kost! und Reduzierung des Zigarettenkonsums, möglichst auf 0!

Als Mittel der Prävention — als echte Lebenshilfe — ist Training in richtiger Dosierung in seinem Indikationsbereich wirksamer, unschädlicher und billiger als eine Unzahl von nur symptomatisch wirkenden Mitteln.

Ein häufig zu verordnendes *„Sport-Gesundheitsrezept"* sollte z. B. sein:

> täglich 10 min (besser 20, noch besser 30 min) *Training* in Dauer- oder Intervallform,
> mit einer HF von 170–180/min minus Lebensalter in Jahren
> (50 Jahre: Puls 120–130/min = 12–13 Pulse/6 s),
> z. B. in Form von schnellem Gehen, Lauftrab, Schwimmen, Heimtraining, Rasenmähen.

Es ist zudem ein öffentliches Anliegen von großer volksgesundheitlicher Bedeutung für die kommenden 2 Jahrzehnte dieses Jahrhunderts, für je etwa 100 000 Einwohner eine *sportärztliche Beratungsstelle* einzurichten, die jedem für präventive Gesundheitsuntersuchung und -beratung zur Verfügung stehen sollte. Erst in Berlin und Hessen ist das annähernd realisiert worden.

Welche Aufgaben sind im Rahmen dieses sportmedizinischen Gesundheitsdienstes zu erfüllen?

1. Laufende präventive Gesundheitsuntersuchungen sind durchzuführen! Beginnende Erkrankungen und körperliche Fehlentwicklungen bei Jugendlichen sind rechtzeitig zu erkennen und frühzeitig einer entsprechenden Behandlung zuzuführen, bevor schwerere Folgen und größere Schäden eingetreten sind. Was für jedes Automobil selbstverständlich und gesetzlich vorgeschrieben ist, das sollte man auch dem Menschen nicht vorenthalten.

2. *Leistungsberatungen:* Sie beinhalten Beratungen über die optimale Quantität und Qualität des Trainings sowie der Ernährung, Anwendung natürlicher Reize von Licht, Luft und Wasser zur Förderung der Kondition sowie Erziehung zu einer Lebensweise, die alles vermeidet, was sie mindern und destruieren kann wie Unmäßigkeit im Essen und Alkoholkonsum, Rauchsucht und Drogenmißbrauch.

3. gehört zu den Aufgaben sportärztlicher Beratungsstellen die Vermittlung von Wissensgut, Kenntnissen und zuverlässigen Informationen für jedermann über die Bedeutung von Training und Sport für körperliche Entwicklung und Wachstum, für Leistungsfähigkeit und Gesundheit.

Zwar ist Wissen noch nicht Tugend, aber es ist doch eine sehr wichtige Voraussetzung für sie und hat eine durchaus nicht zu unterschätzende motivierende „Kraft".

Jede dieser drei präventiven gesundheitlichen Aufgaben sportärztlicher Beratungsstellen ist von nicht geringer Bedeutung für die Sport-Gesundheit eines jeden und für das gesamte Gesundheits- und Leistungsniveau in unserem Staat. Wir können es uns nicht leisten, wir sind nicht reich genug, um darauf verzichten zu können. Die erforderlichen Investitionen sind gering im Vergleich mit dem, was zu gewinnen ist. Es gibt kaum eine Anlage für unseren Staat, die höheren Zins für Glück und Wohlergehen seiner Bürger verspricht: weil Sport Lebensfreude gibt, die Freizeit sinnvoll gestalten hilft, viel zur Erhaltung, Förderung und Wiederherstellung von Gesundheit, Leistungsfähigkeit und Lebenstüchtigkeit beitragen kann und deshalb sehr wirksame, noch viel zu wenig genutzte Lebenshilfe ist.

„Wir sehen in der sportlichen Betätigung eine Gesundheitsleistung am Menschen. Was der Staat und die Gemeinden für den Sport leisten, ist Ersparnis an Kosten für Krankenhäuser. – Das ist ein Stück Gesundheitspolitik."

(Theodor Heuss)

6 Präventive Trainingswirkungen

Training ist eine systematische Anwendung funktioneller Reize von ansteigendem Maß mit dem Ziel der Leistungssteigerung und der Erhaltung, Förderung und Wiederherstellung von Leistung und Gesundheit im Rahmen der präventiven und rehabilitiven Medizin. Training basiert auf den inneren, *naturgesetzlichen Zusammenhängen von organischer Form und Funktion*. Die organische Form bestimmt die Funktion, aber andererseits bildet die Funktion das Organ aus, erhält es und fördert es (Abb. 19). Das ist ein Naturgesetz, welches für alle Lebewesen und auch für den Menschen gilt. Ohne diese naturgesetzlichen Zusammenhänge von Funktion und Form gäbe es keine Anpassung des Organismus an wechselnde und wachsende Anforderungen der Umwelt, keine Leistungssteigerung und kann Gesundheit nicht erhalten werden. Fehlende Funktion, widernatürlicher Mangel an Bewegung und körperlicher Arbeit lassen die Organe verkümmern, leistungsschwach und in vieler Hinsicht auch morbide, krankheitsanfällig werden.

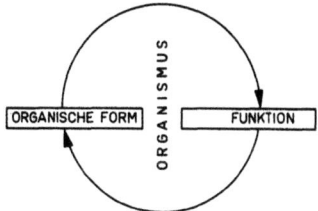

Abb. 19. Wechselseitige Beziehung von organischer Form und Funktion. Die organische Form bestimmt die Funktion. Funktionelle Reize haben einen bildenden, verändernden Einfluß auf organische Formen, ihre histologischen und biochemischen Strukturen

Gesundheit ist nach der Definition der Weltgesundheitsorganisation (WHO) leibliches, seelisches und soziales Wohlbefinden des Menschen. Es kann durch fröhliche sportliche Betätigung gefördert werden! Dieses Wohlbefinden ist wesentliches Kennzeichen, jedoch nur ein subjektives Symptom der Gesundheit – neben anderen. *Gesundheit ist naturgesetzlich definiert: ein Ausdruck der Homöostase, des dynamischen Gleichgewichts der Stoffe, Formen und Funktionen des Organismus in Relation zu den*

Anforderungen der Umwelt. Dieses dynamische Gleichgewicht wird erhalten z. B. durch physische und psychische Kräfte, durch die biochemische Kapazität endokriner Drüsen, die regulative Potenz des vegetativen Systems und die physiologischen Funktionen aller Organsysteme. Es kann als gesichert gelten: Körperliches Training in bestimmter Dosierung vermehrt sehr wirksam physische Kräfte und Leistungsfunktionen sowie Kapazität und Potenz endokriner und vegetativer Regelsysteme – und hierdurch die Stabilität der Gesundheit des Organismus.

Zudem hat Training viele morphologisch, biochemisch und physiologisch nachweisbare Wirkungen auf den Organismus, die gesunde Form und Funktionen sichern und bestimmte pathogenetische Faktoren hemmen.

Präventive Trainingswirkungen auf das Blut

Training in Dauerform bewirkt nach zahlreichen übereinstimmenden Untersuchungsergebnissen eine Senkung erhöhter Triglyzeridspiegel. In vielen Untersuchungsreihen wurde auch eine Senkung erhöhter Cholesterinspiegel, nicht dagegen mittlerer Cholesterinspiegel gefunden. Nach Schettler u. Silberberg (1977) ist die Abnahme hoher Cholesterinwerte durch Training jedoch an die Abnahme des Körpergewichts gebunden. Hierzu gibt es von Strauzenberg u. Clausnitzer (1972) und Strauzenberg et al. (1974) eingehende Untersuchungen mit Daten vor und nach einem sachverständig durchgeführten 4wöchigen Dauertraining von täglich 90 min mit 187 Probanden.

„Beim Gesamtkollektiv führte das sportliche Training zu einer nichtsignifikanten Senkung des Serumcholesterols. Bei den Fällen von Hypercholesterinämie wurde eine Senkung von 310 mg% auf 240 mg% mit einer Signifikanz von $p < 0,02$ erreicht. Bei Kombination der Behandlung durch Körperübungen mit kalorisch reduzierter Kost erhöhte sich die Signifikanz der Serumcholesterolspiegelsenkung auf $p < 0,001$. Die Beeinflussung der Hypercholesterinämie durch Körperübungen wird nicht allein als Ausdruck einer Erhöhung der Metabolisierung des Cholesterols angesehen, sondern auch als ein Effekt der Durchbrechung einer ergotropen Fehlregulation durch das Training".

Übereinstimmende Untersuchungen von Lopez (1974) und Wood et al. (1976) ergaben zudem: Ausdauertraining bewirkt beim Menschen eine Zunahme der „high density lipoproteins", denen eine protektive Wirkung gegen die Entstehung arteriosklerotischer Veränderungen zugeschrieben wird. (Gordon et al. 1977). Die atherogenen „low density lipoproteins"

(LDL und VLDL) werden dagegen durch Ausdauertraining genügender Dauer und Intensität gesenkt (Nüssel 1982).

Durch mehrere übereinstimmende Untersuchungen wurde die erhöhte fibrinolytische Aktivität des Bluts von ausdauertrainierten Menschen erwiesen. (Biggs et al. 1947; Winkelmann et al. 1968; Ferguson et al. 1979). Beginnende Fibrinablagerungen können präventiv aufgelöst werden, bevor es zur Bildung eines das Lumen eines Gefäßes z. T. oder völlig verschließenden Thrombus kommt.

Die Fließgeschwindigkeit des Bluts nimmt während körperlichen Trainings um den 3- bis 5fachen Wert bei Steigerung des Minutenvolumens von 15–25 l/min zu. Hieraus resultiert ein Spüleffekt des Bluts während muskulärer Leistung, durch den die Bildung von Plättchenaggregaten, Fibringerinnseln und Mikrothomben inhibiert werden kann.

Präventive Wirkungen auf das Herz-Kreislaufsystem

Training in Dauerform bewirkt eine Abnahme der Herzfrequenz auf 60, 50, 40 Herzschläge/min und darunter (Abb. 20). Die bradykarde Herzfunktion ist verbunden mit einer Verlängerung der Systolen- und der Diastolendauer. Bei langsamem Ablauf der Systole ist der myokardiale O_2-Verbrauch kleiner. Je länger die Diastolendauer ist, desto bessere zeitliche Verhältnisse bestehen für die O_2-Versorgung des Myokards. Sie kann von Mittelwerten von 0,5 s auf mehr als 1,0 s, also um mehr als 100%, verlängert werden. Die O_2-Versorgung des Herzmuskels wird hierdurch erheblich physiologisch gesteigert und eine natürliche präventive Wirkung

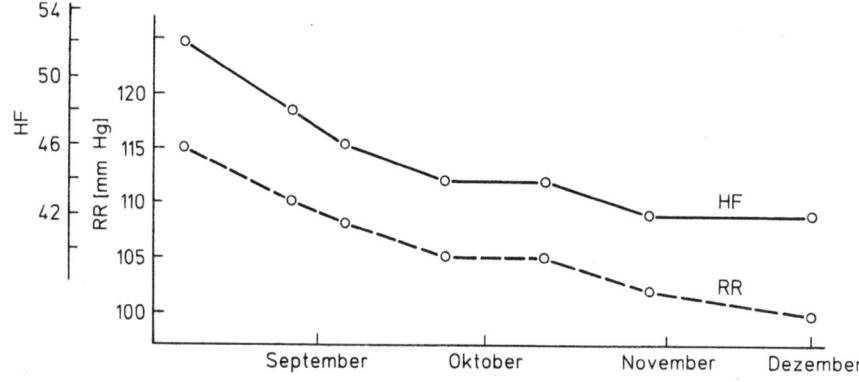

Abb. 20. Typisches Beispiel der Abnahme von Herzfrequenz (*HF*) und systolischem Druck (*RR*) während der Trainingsperiode eines Dauerleisters. (Nach Prokop 1952)

wider die Pathogenese der Koronarinsuffizienz bewirkt (s. folgende Übersicht). Bei schnell schlagenden kleinen Büroherzen sind Systolen- und Diastolendauer und der Weg zur Koronarinsuffizienz mehr oder weniger verkürzt.

Präventives Training (in Dauerform)
fördert die O_2-Versorgung des Myokards
durch:

Bradykarde Funktion
mit
Verlängerung der Systole,
Verlängerung der Diastole,
Abnahme der Druckarbeit,
Ökonomisierung der Herzarbeit
mit
Steigerung des Wirkungsgrads.

Abnahme des kardialen O_2-Verbrauchs,
Zunahme der O_2-Koronarreserve

Ausdauertraining führt zu einem Absinken des systolischen Drucks (Abb. 20). Das läßt sich fast in jeder Trainingsperiode beobachten. Der Altersanstieg des systolischen Drucks ist bei Menschen, die regelmäßig und in ausreichendem Maß Sport treiben, wesentlich weniger steil – wie

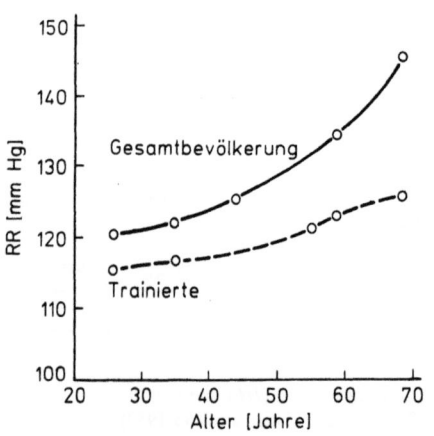

Abb 21. Systolischer Druck (RR Arteria cubitalis) in verschiedenen Altersstufen bei der Gesamtbevölkerung (Mittelwerte nach Saller et al., zit. nach Mellerowicz 1956) und bei 107 Dauertrainierten. (Nach Mellerowicz 1956)

vergleichende Untersuchungen gezeigt haben (Abb. 21). Körperliches Training wirkt hier sehr wahrscheinlich hemmend, wirkt präventiv gegen den unphysiologischen Anstieg der arteriellen Druckwerte. Bei einem nicht geringen Prozentsatz der hypertonen Regulationsstörungen kann körperlicher Trainingsmangel ein wesentlicher bedingender Faktor sein. Sportverbot ist bei vielen Hypertonieformen kontraindiziert. Leichtes bis mittleres Dauertraining ist vielmehr für diese Fälle ein vorzügliches präventiv und rehabilitiv wirkendes Mittel.

Bei bradykarder Funktion und geringer kardialer Druckarbeit des trainierten Herzens ist die Herzarbeit wesentlich reduziert. Training bewirkt eine Ökonomisierung der Herzarbeit. Hierdurch können mehrere tausend kpm an Herzarbeit in 24 h — im Lauf von 50 Jahren > 50 Mio. kpm — gespart werden. Bei kleinerer Druckarbeit sind die mechanischen Alterationsprozesse der Arterienwände reduziert. Erhöhter arterieller Druck ist sicher ein pathogenetischer Faktor arteriosklerotischer Prozesse. Der Altersanstieg der Pulswellengeschwindigkeit steht in gesetzmäßigen Beziehungen zur Elastizität bzw. zur Sklerosierung der Arterien. Er ist bei trainierten Dauerleistern erheblich reduziert (Abb. 22), wie übereinstimmende Untersuchungen mehrerer Autoren ergaben. Der kleinere Altersanstieg der PWC bei Trainierten spricht für geringere Sklerosierungsprozesse in der Aorta und eine längere Erhaltung der Gefäßelastizität. Eine jugendliche Elastizität, auch der Arterienwände, kann offenbar

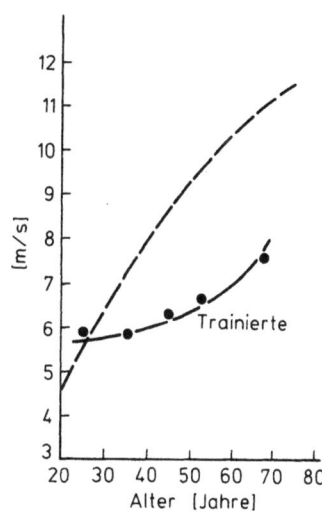

Abb. 22. Altersanstieg der Pulswellengeschwindigkeit bei Untrainierten (--- nach Wezler und Standl) und bei 200 Trainierten (nur Dauertraining, nach Mellerowicz 1956)

durch Training länger erhalten bleiben. Allerdings darf hierbei die kausale Rolle genetischer Faktoren nicht übersehen werden.

Bei kleinerer, ökonomischer Arbeit des trainierten Herzens ist sein O_2-Verbrauch kleiner — dementsprechend sind seine koronaren O_2-Versorgungsreserven erhöht. Bei unökonomischer, tachykarder erhöhter Arbeit der kleinen „Sitzherzen" ist der O_2-Verbrauch hoch und die koronaren O_2-Reserven sind reduziert.

Infolge dieser erwiesenen Wirkungen von Dauertraining auf Herz und Kreislauf sind Koronarinsuffizienz, Koronarkrankheit und Herzinfarkt sowie Hypertonie bei Menschen, die ein regelmäßiges, genügend intensives Dauertraining über Jahre und Jahrzehnte durchführen, sehr selten. Das zeigen u. a. die mehr als 300 000 präventiven Untersuchungen, die in der Sportärztlichen Hauptberatungsstelle und den 12 sportärztlichen Beratungsstellen Berlins in den letzten 30 Jahren durchgeführt wurden. Gewiß ist nicht zu übersehen, daß hierbei auch — aber nicht nur — Auslesefaktoren eine Rolle spielen. Diese Krankheiten sind jedoch bei den muskulär inaktiven Sitzmenschen unserer Zeit am häufigsten.

An der Validität dieser vergleichenden Aussage kann m. E. kaum noch ein Zweifel bestehen. Zahlreiche vergleichende Untersuchungen bei körper-

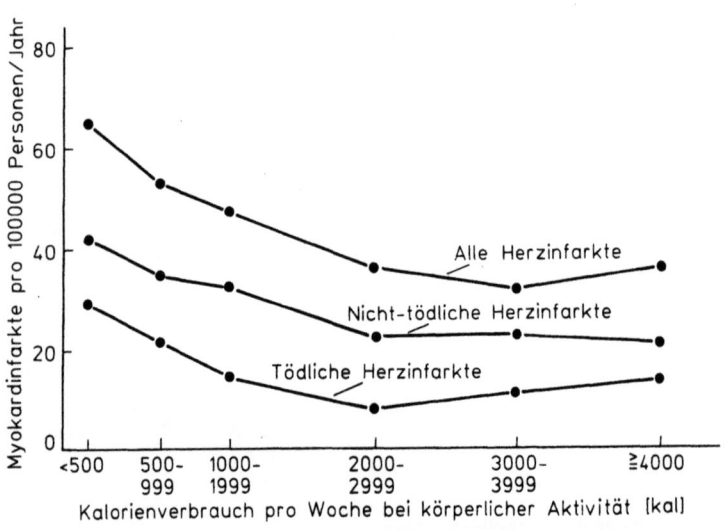

Abb. 23. Körperliches Training und Myokardinfarkt. Mit Zunahme des Kalorienverbrauchs pro Woche bei körperlicher Aktivität nimmt die Zahl der Herzinfarkte ab. (Nach Paffenberger et al. 1978)

lich arbeitenden Menschen und Büroarbeitern von Brunner (1966), Pfaffenbarger et al. (1976), Morris et al. (1980) u. a. und ein reiches sportärztliches Untersuchungsgut zeigen das übereinstimmend. Andere Ergebnisse sind nicht überraschend, wenn unter körperlicher Aktivität auch gelegentliche sportliche Betätigung kurzer Dauer oder Bewegung bei beruflicher Tätigkeit von geringer Intensität verstanden wird. Wenn präventive Wirkungen erzielt werden sollen, kommt es auf hinreichende Dauer, Intensität und Häufigkeit des Trainings an. Neue Untersuchungen von Paffenbarger et al. (1978) an der Stanford-Universität über die Korrelation von Quantität muskulärer Aktivität sowie Koronar- und Infarktmorbidität haben das an einem großen Untersuchungsgut wieder überzeugend gezeigt (Abb. 23).

Immerhin werden während einer Stunde körperlichen Trainings 300–1000 kcal bzw. 1000–4000 kJ verbraucht. Die Probanden Paffenbargers, die weniger als 2000 kcal pro Woche, d. h. weniger als 300 kcal pro Tag bei muskulärer Aktivität utilisierten, waren zu 64% mehr gefährdet als die mit mehr als 2000 kcal pro Woche. Zusätzlich wirkt Training wahrscheinlich auf zentrale Zentren, die die Homöostase des Stoffwechsels regulieren. Der menschliche Organismus kann z. B. auch mehr oder weniger Wärme produzieren und perkutan ableiten und abstrahlen.

Überernährung, Rauchsucht und psycho-sozialer Streß sind weitere ätiologische und pathogenetische, konditionale Faktoren degenerativer Herz- und Kreislaufkrankheiten. Trainierte Dauerleister sind selten Raucher. Nach eigenen leidvollen Erfahrungen über die Leistungsminderung durch Rauchen geben sie es meist auf. Sport hat auch eine Hemmwirkung gegen die Rauchepidemie in unserer Zeit!

Präventive Wirkungen auf das Atmungssystem

Durch Ausdauertraining wird eine Ökonomisierung von Atmungsfunktionen bedingt. Bei kleinerer Atemfrequenz und größerem Atemvolumen in Ruhe und bei gleichen submaximalen Leistungen sind bei Ausdauertrainierten die alveoläre Ventilation, der alveoläre und der arterielle O_2-Partialdruck erhöht. Vom arteriellen P_{O_2} sind jedoch nicht nur die biochemischen und funktionellen Leistungen von Zellen, Geweben und Organen, sondern auch ihre Gesundheit wesentlich abhängig, z. B. die des Herzens.

Präventive Wirkungen auf das hormonelle und das vegetative System

Training bewirkt bei Tier und Mensch eine Volumen- und Gewichtszunahme der NNR (Nebennierenrinde). Ihre erhöhte biochemische Kapazität fördert die homöostatische Stabilität des Organismus im Training sowie bei wechselnden und wachsenden Anforderungen der Umwelt. Sie ist ein wesentliches Kriterium eines hohen Gesundheits- und Leistungszustands. Training ist gewissermaßen eine aktive präventive Hormontherapie für den Körper. Passive Hormontherapie führt dagegen zu einer Inaktivitätsatrophie endokriner Drüsen.

Auch der Hypophysenvorderlappen (HVL) von trainierten Tieren hypertrophierte nach Untersuchungen von Beickert (1954). Über das Verhalten der HVL von trainierten Menschen liegen Untersuchungsergebnisse noch nicht vor. Bei den engen Beziehungen von HVL und NNR, ihrem Zusammenwirken in jeder Streßsituation, der Adaptation an Streß wie an körperliche Beanspruchungen sind auch Trainingsanpassungen der menschlichen HVL wahrscheinlich.

Auch andere endokrine Drüsen wie die Inselzellen der Pankreas und die *Thyreoidea* passen sich wahrscheinlich dem körperlichen Training in Abhängigkeit von seiner Qualität und Quantität, von endogenen und exogenen Faktoren in spezifischer Weise an. Bekannt ist z. B. die größere Kohlenhydrattoleranz und der geringere Insulinbedarf von Diabetikern durch Muskelarbeit. Die Thyreoidea von hochtrainierten Dauerleistern erscheint palpatorisch nicht selten im Vergleich mit Normalfällen mäßig vergrößert, bei euthyreoter Funktion.

Training bewirkt eine differenzierte Steigerung der biochemischen Kapazität des endokrinen Systems. Sie fördert die homöostatische Stabilität, die ein wesentliches Kriterium der Gesundheit des Organismus ist, im Training sowie bei wechselnden und wachsenden Anforderungen der Umwelt.

Training hat auch nachweisbare Wirkungen auf das *vegetative System*. Es wird trainiert bei der Einstellung der Organe auf die Leistung und bei den der Leistung folgenden komplexen Erholungsvorgängen. Jedes Training trainiert die diffizilen und differenzierten Steuerungs- und Regulationsvorgänge im Organismus vor, während und nach der Leistung. Es bewirkt eine schnellere vegetative Leistungseinstellung und eine Zunahme der Regulationsbreite. Training in Dauerform führt zu einer Ökonomisierung vegetativer Regulationen und zu einer parasympathikotonen (trophotropen, cholinergischen) Einstellung des Vegetativums. Sie findet ihren Ausdruck z. B. in der Bradykardie und Bradypnoe des trainierten

Dauerleisters sowie auch in einer relativen Lymphozytose und geringen Eosinophilie des Bluts. Training in Dauerform wirkt deshalb präventiv gegen die häufigen sympathikotonen, hyperergischen Regulationsstörungen so vieler streßgeplagter Menschen unserer Zeit. Training in Dauerform ist ein natürliches Sympathikolytikum. Es hat zudem keine negativ inotropen Wirkungen auf das Herz, sondern es steigert die kardiokorporale Leistungsbreite mehr als jedes andere Mittel.

Trainingswirkungen auf die Leber

Training führt in Abhängigkeit von seiner Quantität und Qualität zu einer Volumen- und Gewichtszunahme der Leber. Die Lebergröße steht in gesetzmäßigen linearen Beziehungen zum Herzvolumen (s. Abb. 24). Die große Trainingsleber hat einen erhöhten Glykogengehalt, der für die Energiebildung bei Leistungen längerer Dauer zur Verfügung steht (Thörner 1966). In der großen Leistungsleber sind die Mitochondrien vermehrt (zit. nach Schüler et al. 1974), und ihre oxidative Kapazität ist vergrößert (zit. nach Keul et al. 1969).

Übereinstimmend wird in der Literatur eine Senkung des Lebercholesterins nach Training beschrieben. Zahlreiche Studien ergaben eine Aktivierung des Cholesterinstoffwechsels, erhöhte Umsatzraten und vermehrte Oxidation (zit. nach Schüler et al. 1974). Nach Untersuchungsergebnissen

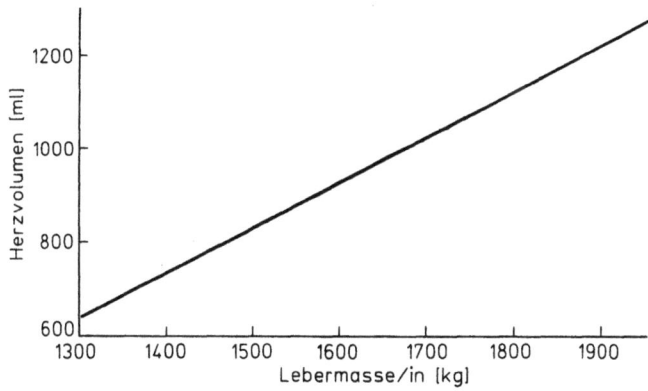

Abb. 24. Beziehung zwischen Lebergröße und Herzvolumen in Verbindung mit Ausdauertraining. (Nach Israel und Placheta 1966)

von Link u. Pedersoli (1974) und anderen Autoren wird auch die durch atherogene Diät induzierte tierexperimentelle Arteriosklerose durch Training signifikant gehemmt.

Präventive Wirkungen von Training auf die Skelettmuskulatur

Ausdauertraining (Abb. 25) bewirkt eine vermehrte Kapillarisierung der Skelettmuskulatur (Vanotti u. Magiday 1934; Brodal et al. 1977; u. a.). Die Länge der Kapillaren und ihre Oberfläche nehmen zu. Infolge Schlängelung der verlängerten Kapillaren wird eine größere Kapillarzahl im mm^2-Querschnitt zählbar (Appel 1978). Das ist für zahlreiche Säugetierspezies erwiesen und trifft sehr wahrscheinlich auch für den Menschen zu. Bei vermehrter Kapillaroberfläche ist die O_2- bzw. Stoffausnutzung des Bluts erhöht (erhöhte arterio-venöse O_2-Differenz u. a.). Hierdurch wird eine Abnahme des Kreislaufzeitvolumens, insbesondere auch in der trainierten Muskulatur, in Ruhe und bei gleichen submaximalen Leistungen ermöglicht. Daraus resultiert eine präventiv und rehabilitiv wirksame Entlastung (Schongang des Herzens) mit ökonomisierter kardialer Volumen- und Druckleistung.

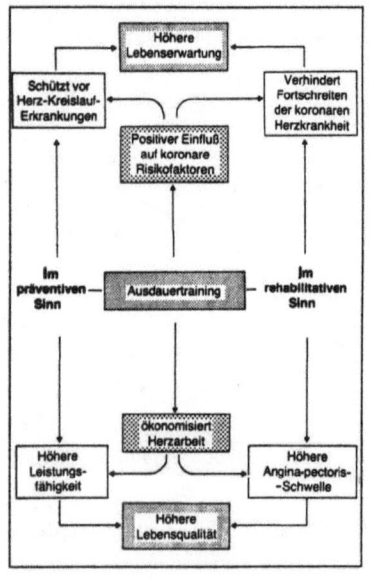

Abb. 25. Ein körperliches Ausdauertraining steigert sowohl im präventiven wie auch im rehabilitiven Sinn die Lebenserwartung und die Lebensqualität. (Nach Franz 1981b)

Durch Krafttraining (bestimmter Qualität und Quantität) wird eine Hypertrophie der Muskulatur mit Zunahme von Größe, Gewicht, Volumen, Querschnitt und Durchschnitt der Muskelfasern und des gesamten Muskels bewirkt. Hierdurch kann die Rumpfmuskulatur ihre physiologischen Haltefunktionen zur Prävention von Haltungsschwächen, Haltungsfehlern und Haltungsschäden der Wirbelsäule besser erfüllen. Darin liegt ein präventiver Wert von körperbildendem Training, Geräteturnen, auch Bodenturnen, von leichtathletischen Kurzleistungen u. a. Eine durch muskuläre Inaktivität bedingte Atrophie des Knochen-, Band- und Muskelsystems der Wirbelsäule kann zur Entstehung von Fehlhaltungen der Wirbelsäule führen.

Qualität (Art) des präventiven Trainings

Ausdauertraining ist in Dauer- oder Intervallform anzuwenden. Es fördert die oxidative Kapazität des Organismus (maximale O_2-Aufnahme) und hat präventive Wirkungen auf das kardio-pulmonale, das vegetative, das endokrine System u. a. Eine Dosis Krafttraining sowie körperbildendes Training zur Prävention von Schwächen des Muskel-, Band- und Knochensystems der Wirbelsäule und der Füße gehören zudem in ein tägliches präventives Trainingsprogramm.

Quantität (Intensität, Dauer, Häufigkeit) des präventiven Trainings

Die Intensität soll 60–90% der 10-min-Maximalleistung betragen. Das entspricht einer Steigerung der HF um 60–90 Schläge/min bei 20- bis 30jährigen Menschen. Nach dem 30. Lebensjahr sind pro Dekade von der Leistungsherzfrequenz 10 Pulse abzuziehen (z. B. 50 Jahre: Steigerung der HF um 40–70 von z. B. 70 auf 110–140/min).

Als Faustregel kann gelten:
Es ist zu trainieren mit einer HF von 170/min minus Lebensalter in Jahren, bei biologisch Jüngeren und Trainierten mit 180/min minus Lebensalter in Jahren. Eine Grenzfrequenz von 200/min minus Lebensalter in Jahren soll nicht überschritten werden.
- Die HF pro Minute ist zu messen durch Zählen des Pulses während einer Zeit von 6 oder 10 s (und Multiplikation mit 10 bzw. 6) während oder unmittelbar nach der Leistung. Bei längerer Zähldauer nach der

Leistung wird eine zu niedrige HF bestimmt, weil sie in der Erholungsphase schnell abfällt.
- Dauer:
    10 min, 1- bis 3mal
    +1−3 min Krafttraining+körperbildende Übungen.
- Häufigkeit:
    Möglichst tägliches Training,
    evtl. 3mal wöchentlich 20–30 min.

Praktische Trainingshinweise
Es gibt viele hundert mögliche Formen und Geräte für präventives Training. Sie sind je nach Neigung, Eignung und äußeren Gegebenheiten anzuwenden. Als Trainingsplatz genügen 2 m² in einem Wohnraum, Garten o. ä. Geeignete Trainingsformen sind u. a.:

- Gehen, Laufen, Radfahren, Schwimmen, Rudern, Skilanglauf;
- Laufen, Springen (z. B. Seilspringen) auf der Stelle;
- Training mit verschiedenen Heimgeräten, z. B. Rudergerät, Bali-Gerät u. a.,
- angewandtes Training in Form körperlicher Arbeit, z. B. Rasenmähen Graben u. a.,
- Krafttraining (in statischer oder dynamischer Form)
- +körperbildende Übungen ohne und mit Partner;
- Spiele (evtl. in kleinen Gruppen, in der Familie) wie
- Fußball, Handball, Basketball, Volleyball u. a.

7 Rehabilitives Training

Rehabilitation ist die Gesamtheit der Maßnahmen *zur Wiederherstellung* von Leistungsfähigkeit und Gesundheit, von Lebenstüchtigkeit, Arbeits-, Erwerbs- und Berufsfähigkeit nach Krankheiten, bei organischen Leiden und physischen oder psychischen Behinderungen.

Therapie ist die Gesamtheit der Maßnahmen, die zur Heilung von Krankheiten (von im Ablauf begriffenen akuten und chronischen Krankheiten) angewandt werden.

Welche Maßnahmen werden zur Rehabilitation angewandt?

1. Rehabilitive *Übung* durch systematische Wiederholung von Bewegungsabläufen dient ihrer Ökonomisierung und der Vergrößerung von körperlichen Leistungsreserven. Sie ist auch indiziert und wirksam bei erheblichen Einschränkungen der körperlichen Leistungsbreite (< 1 W/kg KG).
2. Rehabilitives *Training* bestimmter Qualität und Quantität bewirkt leistungssteigernde Veränderungen der anatomischen Form, der histologischen, biochemischen Struktur und Funktionen von Organen (Tabelle 4) zur Widerherstellung von Arbeitsfähigkeit und Lebenstüchtigkeit.
3. *Hydro-* und *Balneotherapie* durch Anwendungen von Wasser verschiedener Temperatur und Dauer in Form von Duschen, Güssen, Bädern (Thermal-, Kohlensäure-, Solebädern) kann über Wirkungen auf das Hautorgan, das vegetative, das endokrine und das kardio-zirkulatorische System zur Rehabilitation beitragen.
4. Auch *Sauna*anwendungen bestimmter Dosierung können zur Förderung der regulativen Potenz des vegetativen Systems und der biochemischen Kapazität endokriner Drüsen in der Rehabilitation wirksam sein (s. S. 31).

5. *Heliotherapie,* Anwendung von natürlichen oder künstlichen Sonnenstrahlen bestimmter Dosierung, hat durch direkte Wirkungen auf die Haut oder durch indirekte Wirkungen über die Hetzhaut auf vegetative und endokrine Zentren des Dienzephalons anregende Wirkungen, die zu einer rehabilitiven Förderung der Kondition beitragen können (s. S. 32).
6. Durch *diätetische* Maßnahmen können in der Rehabilitation ungesundes Übergewicht, erhöhte Blutfettspiegel und Glukosespiegel des Bluts reduziert werden u. a.
7. Durch *physikalische Anwendungen* wie Infrarotbestrahlungen, Heißluft, Diathermie, Ultrakurzwellen, Ultraschall u. a. kann durch Steigerung der Durchblutung von Organen und andere Wirkungen die Rehabilitation gefördert werden.
8. *Psychotherapeutische Maßnahmen* in der Rehabilitation sind oft geeignet und wirksam zur Überwindung von depressiven Krisen, Lösungen von Konfliktsituationen usw. zur Wiederherstellung von Lebensmut und Lebenstüchtigkeit.
9. *Medikamentöse Therapie* verschiedener Indikation ist oft auch in der Rehabilitation erforderlich.
10. *Umschulungsmaßnahmen* sind in der Rehabilitation anzuwenden zur Erlernung einer anderen Arbeit oder einer beruflichen Aktivität, die mit einer noch bestehenden Behinderung besser als eine frühere Tätigkeit ausgeführt werden kann.

Nach und bei welchen Krankheiten ist rehabilitives Training indiziert?

Innere Medizin: Regulationsstörungen, insbesondere sympathikotone, hypertone Regulationsstörungen (Hypertonie); Koronarkrankheit, Herzinfarkt, periphere Durchblutungsstörungen; vegetative Dystonien, Diabetes mellitus, Adipositas, geriatrischen Erkrankungen.

Orthopädie: Nach Verletzungen des Skelett- und Muskelsystems, z. B. Knochenbrüchen (Frakturen), Meniskusverletzungen, Muskel- und Sehnenrissen (nach längerer Ruhigstellung); bei Haltungsfehlern und Haltungsschäden, Arthrosen.

Chirurgie: Nach Operationen von Bauchorganen (Magen, Darm, Nieren u. a.), von Organen des Brustkorbs (Herz, Lungen u. a.).

Neurologie: Bei und nach Verletzungen, Schädigungen, Erkrankungen des motorischen und sensorischen Systems, z. B. nach Poliomyelitis (Kinderlähmung), Verletzungen des Rückenmarks oder peripherer Nerven.

Psychiatrie: Bei bestimmten Psychopathien und Psychosen, z. B. bei endogenen oder exogenen Depressionen.

Arbeitsmedizin und Sportmedizin: Bei allen Krankheiten und Schäden, die durch Mangel an Bewegung, körperlicher Arbeit (sitzende Tätigkeit), an sportlicher Aktivität (Hypomotilitätserkrankungen) und andererseits durch andauernde Über- und Fehlbelastungen bei körperlicher Arbeit und im Sport entstehen (Arthrosen, Tendinosen, Periostosen u. a.).

Welche Art (Qualität) und welches Maß (Quantität) von rehabilitivem Training oder von rehabilitiven Übungen sind anzuwenden?

Welche Art (Qualität) von Training ist anzuwenden?

Ausdauertraining: bei Hypertonie, Arteriosklerose, Koronarkrankheit, Postinfarkt, vegetativen Dystonien, Diabetes mellitus, endogenen und exogenen Formen von Adipositas, geriatrischen Erkrankungen.
Krafttraining: bei Muskelatrophien verschiedener Ursache, z. B. nach Verletzungen und Schäden des Knochen-, Band- und Muskelsystems, nach Verletzungen, Schäden und Erkrankungen des sensorischen und motorischen Systems und anderen Krankheiten, die zu Muskelatrophien geführt haben.
Kurzleistungstraining z. B. in Form von Sprint-, Sprung-, Wurftraining, auch Krafttraining, Spiele wie z. B. Volleyball, Tennis, Squash, Badminton; bei Regulationsstörungen des Kreislaufs, insbesondere hypotonen Regulationsstörungen.
Rehabilitive Übung: bei allen Formen von hochgradiger Einschränkung der kardialen Leistungsbreite oder der Leistungsbreite anderer Organsysteme; bei Leistungsgrenzen von <75 Watt bzw. ca. 1 Watt/kg Kg. Durch rehabilitive Übung mit systematischer Wiederholung von Bewegungsabläufen werden diese optimiert und ökonomisiert. Hierdurch wird ohne wesentliche Belastungen innerer Organe die Leistungsbreite des Organismus rehabilitiv vergrößert.

Training und Übung der Flexibilität (Gelenkigkeit, Beweglichkeit) durch vielseitige gymnastische Übungen und gymnastisches Training ist geeignet zur rehabilitiven Förderung der allgemeinen Kondition.

Welche Quantität von rehabilitivem Training ist anzuwenden?

Die *Intensität* soll zwischen 30–90% liegen. In langsamer Steigerung wird die Intensität von 30 auf 40, auf 50, 60, 70% usw. gesteigert.
Die *Dauer* des rehabilitiven Trainings soll, beginnend mit wenigen Minuten, bis auf 10, 20, 30 min gesteigert werden — 1- bis 2- bis 3mal täglich.

Wie ist rehabilitives Training zu dosieren?

Rehabilitives Ausdauertraining ist zu dosieren mittels Bestimmung der Grenzherzfrequenz im ergometrischen Leistungsversuch in langsam ansteigenden Leistungsstufen von 10 Watt/1 min, 25 Watt/2 min. Zu trainieren ist mit einer Leistung bzw. Herzfrequenz, die 10–20% unter der Grenzherzfrequenz bzw. der Grenzleistung liegt.
Das Krafttraining ist mittels Dynamometern (Kraftmeßgeräten) mit 30, 40, 50 bis 90% der Maximalkraft durchzuführen bei 3–10 Wiederholungen 1- bis 3mal täglich. Rehabilitives Krafttraining kann in dosierter Form sowohl isometrisch wie isotonisch wirksam sein.

Welche rehabilitiven Wirkungen hat Training?

Rehabilitives Training, insbesondere *Krafttraining,* bewirkt eine Aktivitätshypertrophie trainierter Muskeln und Muskelgruppen. Diese ist wirksam gegen Haltungsschwächen, Haltungsfehler, evtl. bei Haltungsschäden, Muskelatrophien verschiedener Ursache, z. B. nach längerer Ruhestellung infolge von Verletzungen des Knochen-, Muskel- und Sehnensystems.
Ausdauertraining in Dauer- oder Intervallform bewirkt eine Steigerung der Erythropoese (Blutbildung im roten Knochenmark), Vermehrung des Hämoglobins und der Gesamtblutmenge. Hierdurch wird die O_2-Transportkapazität gesteigert. Das ist von Bedeutung für die rehabilitive Steigerung der O_2-Versorgung von Zellen, Geweben, Organen. Ausdauertraining bewirkt eine Senkung erhöhter Blutfettspiegel (Neutralfett- und Lipoidspiegel), auch erhöhter Traubenzuckerspiegel und eine Zunahme

der protektiv gegen Arteriosklerose wirkenden HDL-Fraktion des Blutes. Hierdurch werden rehabilitive Wirkungen bei Arteriosklerose, Koronarkrankheit, peripheren Durchblutungsstörungen, Postinfarkt u. a. erreicht. Rehabilitives Training in Ausdauerform bewirkt eine Zunahme der Leistungsbreite des Herzens sowie eine Ökonomisierung von Herzfunktionen (Tabelle 3 und 4). Sie ist geeignet zur rehabilitiven Wiederherstellung der kardiokorporalen Leistungsbreite, bei vielen Erkrankungen des kardiozirkulatorischen Systems (Abb. 26 und 27). Ausdauertraining, auch bestimmte Formen von Kurzleistungstraining (gymnastisches Training und Übungen), bewirken eine Steigerung der regulativen Potenz des

Tabelle 3. Rehabilitive Trainingswirkungen durch Zuwachs und Leistungssteigerung trainierter Organe

Zuwachs und Steigerung der Leistung	Herz – Kreislauf	Oxidative Kapazität (Dauertraining > 6 min) Anaerobe Kapazität (Kurz und Mitteltraining ≈ 30 s – 3 min.) Herzgewicht (→ ≈ 500 g) und Herzvolumen (→ ≈ 1200 ml) Koronarvolumen Kapillarisierung und Kollateralisierung Maximale kardiale Volumenleistung Diastolendauer Koronarreserve
	Atmung	Atemmuskulatur Vitalkapazität Maximales Atemzeitvolumen Maximale O_2-Aufnahme
	Blut	O_2-Transportkapazität des Bluts Alkalireserve $D_{av}O_2$
	Skelettmuskulatur	Mitochondrien der Skelettmuskulatur Oxidative Fermente Anoxidative glykolytische Fermente Energiereiche Phosphate (ATP, KP) K, Ca, Mg Kraft, Leistung
	Endokrinium	NNR-Volumen Biochemische NNR-Potenz

Tabelle 4. Rehabilitive Trainingswirkungen durch Ökonomisierung

ABNAHME	ÖKONOMISIERUNG	RESERVEKAPAZITÄT
↓ In Körperruhe und bei gleicher Leistung	Herzschlagzahl Systolischer Druck Herzzeitvolumen Herzarbeit Kardialer O_2-Verbrauch Atemfrequenz Atemzeitvolumen Atemäquivalent M-S-Spiegel im Blut Elektrische Aktivität der Skelettmuskulatur Vegetative Umstellung Trophotrope, cholinergische Regulation	↑

vegetativen Systems und der biochemischen Kapazität endokriner Drüsen. Diese Wirkungen sind von hohem rehabilitiven, Gesundheit und Leistungsfähigkeit wiederherstellenden Wert nach vielen Erkrankungen.

Welches sind Kontraindikationen des rehabilitiven Trainings?

- Akute und chronische entzündliche Erkrankungen;
- hochgradige Stenosierung der Koronarien mit einer Leistungsgrenze unter ca. 75 Watt (<1 Watt/kg Körpergewicht);
- Postinfarkt, Tage bis Wochen bis Monate. Jedoch ist nach wenigen Tagen frühe Mobilisierung, Bewegung und Übung erforderlich. Das rehabilitive Training darf erst etwa 2–3 Monate nach dem Infarkt begonnen werden — in Abhängigkeit von Art und Maß des betreffenden Falls;
- kardiale Insuffizienz mit einer Leistungsbreite von <50–75 Watt;
- viele Störungen der Reizbildung und der Erregungsleitung des Herzens verschiedener Ursache;

- hochgradige fixierte Formen von Hypertonie mit arteriellen Druckwerten von systolisch >200–220 mm Hg und diastolisch von >110–130 mm Hg.

Zudem gibt es zahlreiche weitere Kontraindikationen, die in den betreffenden Lehrbüchern nachgelesen werden können.

Wie ist der Erfolg rehabilitiven Trainings zu objektivieren?

Er kann bestimmt und objektiviert werden durch vergleichende Messung submaximaler und maximaler Leistungsfunktionen des Körpers (kardia-

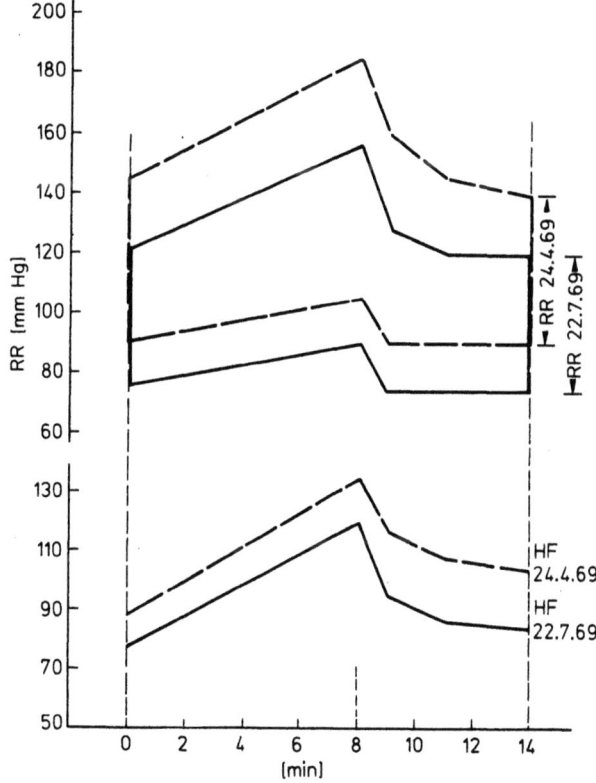

Abb. 26. Abfall der arteriellen Druckwerte (*RR*) und der Herzfrequenz (*HF*) (während und nach ergometrischer Leistung, Stufen von 10 Watt/1 min nach einem rehabilitiven Training von 3 Monaten Dauer. Zunahme der kardiokorporalen Arbeitsökonomie und der Leistungsreserven (nach Weidener 1974a)

ler, pulmonaler u. a.) bei definierten ergometrischen Leistungen vor und nach einer rehabilitiven Trainingsperiode (Abb. 26 und 27). Die Wirkungen von rehabilitivem Krafttraining können objektiviert werden durch vergleichende Messung der Kraft vor und nach einem rehabilitiven Krafttraining mit Kraftmeßgeräten (Dynamometern).

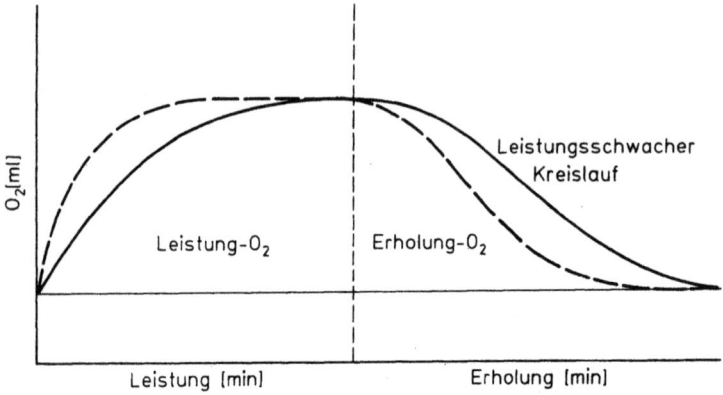

Abb. 27. Schematische vergleichende Darstellung der O_2-Aufnahme und nach der Leistung einer Person mit leistungsschwachem kardiopulmonalem System vor und nach rehabilitivem Training. Anlaufs- und Erholungszeit der O_2-Aufnahme werden durch Training verkürzt, die Leistungs-O_2-Aufnahme steigt, die Erholungs-O_2-Aufnahme nimmt ab

8 Gesundheitsschäden durch Sport

Sport kann durch akute und chronische Fehl- und Überlastungsbeanspruchungen, auch durch Unfälle Gesundheitsschäden infolge von Sportverletzungen und Sportschäden verursachen.

Welche typischen Verletzungen werden durch Sport verursacht?
Typische Sportverletzungen sind Zerrungen, Ein- und Durchrisse von Muskeln, Bändern, Sehnen; Meniskusverletzungen; Verletzungen der Bandscheiben; Ein- und Durchbrüche von Knochen, z. B. der typische Speichenbruch beim Sturz auf die ausgestreckte Hand.

Wodurch werden typische Sportverletzungen bewirkt?
1. Durch Überforderungen: Die Schwierigkeit einer Leistungsanforderung muß dem Können angepaßt sein, z. B. beim Geräteturnen und beim Skilaufen. Viele Sportverletzungen entstehen durch Mangel an Übung und Training.
2. Sportverletzungen werden sehr häufig verursacht durch unfaire Spielweise.
3. Nicht seltene Ursachen von Sportverletzungen sind eine unfallgefährliche Beschaffenheit von Sportplätzen, Sporthallen und -geräten.
4. Sportverletzungen können aus verschiedenen anderen Ursachen entstehen, z. B. Nichtbeachtung von Sicherheitsvorschriften.

Welche Schäden können durch Sport bedingt werden?
Zu den häufigsten Sportschäden gehören: degenerative Veränderungen an den Sehnen (Tendinosen), Meniskusschäden, Schäden der Bandscheiben und Gelenkknorpel sowie degenerative Veränderungen der Gelenke (Arthrosen).
Sie werden ausgelöst durch andauernde (chronische) Fehl- und Überbeanspruchungen des passiven und aktiven Bewegungssystems, konstitutionell verminderte Belastbarkeit, insbesondere des Skelettsystems.
Sekundäre Sportschäden können infolge pathogenetischer Auswirkungen von Sportverletzungen auftreten.

Können innere Organe durch Sport geschädigt werden?
Selbst durch extreme sportliche Beanspruchungen, z. B. Laufen über 100 km, Radrennen über 200–300 km, vielstündige extreme Bergtouren u. a. können innere Organe nicht irreversibel geschädigt werden, weil die Leistungsgrenzen der Skelettmuskulatur früher erreicht werden als die innerer Organe. Nur an bereits vorgeschädigten inneren Organen (z. B. durch entzündliche Veränderungen der Herzmuskulatur, Herzklappenfehler, Koronarerkrankungen) können durch inadäquate sportliche Belastungen weitere zusätzliche Veränderungen bewirkt werden.

Wodurch können Todesfälle beim Sport verursacht werden?
Am häufigsten werden Todesfälle beim Sport (>70%) durch schwere mechanische Gewalteinwirkungen, z. B. bei Stürzen vom Gerät, Fall beim Skilaufen, Schläge gegen den Kopf beim Boxen, bewirkt. Sie entstehen durch schwere Verletzungen des Gehirns, massive Blutungen in das Gehirn, Verletzungen der Halswirbelsäule (Genickbruch), durch Fall auf den Kopf und durch schwere Verletzungen, seltener von Organen des Brustkorbs, häufiger von Bauchorganen, z. B. durch Schläge oder Tritte gegen den Bauch (beim Boxen, Fußball u. a.) oder durch Fall auf stumpfe oder spitze Gegenstände, z. B. beim Geräteturnen, beim Skilaufen, beim Reiten.

Etwa 20–25% aller Todesfälle beim Sport werden durch Erkrankungen innerer Organe verursacht. Die relativ häufigste Todesursache hierbei sind Koronarerkrankungen, die zum plötzlichen Herztod (Sekundenherztod) oder zum Herzinfarkt während oder nach der sportlichen Belastung führen. Plötzlicher Tod beim Sport kann auch bedingt werden durch angeborene oder erworbene Herzklappenfehler, Schädigungen der Herzmuskulatur, infektiöse Erkrankungen durch Bakterien oder Viren.

Jährlich ereignen sich in der Bundesrepublik ca. 100–150 akute Todesfälle beim Sport. Diese Zahl erscheint verhältnismäßig hoch. Sie ist jedoch relativ gering, wenn man sie zur Zahl der Sporttreibenden von 10–20 Mio. in Beziehung setzt. Die Wahrscheinlichkeit eines Todesfalls beim Sport beträgt jährlich etwa 1 : 100 000. Todesfälle im Verkehr sind etwa 100mal häufiger (>10 000 jährlich).

Was kann zur Prävention von Sportverletzungen, Sportschäden und akuten Todesfällen beim Sport getan werden?
Zur Verhütung von Sportverletzungen sind

1. Überforderungen zu vermeiden. Die Schwierigkeit einer Leistungsanforderung ist dem Können anzupassen. Sehr unfallgefährliche Übun-

gen sind zu unterlassen. Sehr schwierige Anforderungen sind, insbesondere in ermüdetem Zustand, zu vermeiden.
2. Eine Erziehung zu fairer Spielweise ist erforderlich.
3. Sportplätze, Sporthallen und -geräte müssen in einwandfreiem, nicht unfallgefährlichem Zustand sein. Hiervon muß sich der Sportlehrer vor jeder Sportstunde überzeugen.
4. Sicherheitsvorschriften sind stets zu beachten. Zum Beispiel muß bei Stoß- und Wurfwettbewerben die Stoß- bzw. Wurfbahn freigehalten werden (von Zuschauern, Organisatoren und Wettkämpfern).
5. Zur Verhütung von Sportschäden sind andauernde (chronische) Fehl- und Überbelastungen und Übertraining zu vermeiden. Bereits die Frühsymptome von Übertraining und Überlastungen sind zu erkennen.

Subjektive Merkmale	Objektive Kennzeichen
Trainingsunlust, depressive Verstimmung, Reizbarkeit, erhöhte Ermüdbarkeit, Schlafstörungen, Appetitlosigkeit, Beschwerden an Muskeln, Sehnen, Bändern, Knochen	Leistungsabfall, Gewichtsabnahme, längere Erholungszeit, Ansteigen des systolischen Blutdrucks, der Herzfrequenz, des Quotienten aus Herzvolumen/O_2-Puls$_{max}$. des Atemäquivalents,

Wenn subjektive oder objektive Merkmale von Übertraining erkennbar werden, ist die Trainingsquantität (Intensität, Dauer und Häufigkeit des Trainings) zu reduzieren. Eventuell sind Wettkämpfe zu vermeiden. Mehr Erholung, Entspannung und Schlaf ist anzuraten, und das Training ist in mehr spielerischer Form durchzuführen.
6. Zur Verhütung von Todesfällen infolge von inneren Erkrankungen sind qualifizierte präventive sportärztliche Untersuchungen, z. B. nach infektiösen Erkrankungen, von wenig trainierten Älteren vor Volkssportwettbewerben erforderlich. Ausdauerleistungen sind bei hohen Temperaturen und hoher Luftfeuchtigkeit zu unterlassen. Beim Training auftretende Beschwerden, z. B. Herzdruck, bedürfen einer diagnostischen Klärung.

Wie können gesundheitliche Schäden und Werte des Sports vergleichend beurteilt werden?
Die Kosten, die Sportverletzungen und Sportschäden jährlich in der Bundesrepublik und in Berlin verursachen, können mit den Kosten, die durch Mangel an Bewegung, Mangel an körperlicher Arbeit und sportlicher Aktivität verursacht werden, verglichen werden. Sie sind gewissermaßen ein Ausdruck des potentiellen gesundheitlichen Werts des Sports.
Die durchschnittliche Häufigkeit der Sportverletzungen in allen Sportarten beträgt etwa 1,5% bei sehr unterschiedlicher Häufigkeit von Verletzungen in verschiedenen Sportarten. Jährlich ist bei 10–20 Mio., Sporttreibenden mit etwa 150 000–300 000 Sportverletzungen zu rechnen (durch Arbeit und Verkehr > 2 Mio., Verletzte jährlich). Wenn durchschnittliche Kosten für Sportverletzungen von ca. 1000 DM angenommen werden, ergeben sich Gesamtkosten für alle Sportverletzungen jährlich von etwa 150–300 Mio. DM (nicht berücksichtigt sind hierbei die Kosten durch Arbeitsausfall).
Die Kosten für die Sportschäden sind insgesamt geringer, weil von ihnen insbesondere die relativ geringe Zahl von Hochleistungssportlern betroffen wird. Wenn angenommen wird, daß nicht mehr als 1% aller Sporttreibenden als Spitzensportler angesehen werden kann, ist ihre Gesamtheit mit < 100 000 zu veranschlagen. Die Häufigkeit von Sportschäden bei ihnen beträgt etwa 1–5%. Wird mit jährlichen Kosten der Sportschäden von hochgerechnet 5000–10 000 DM gerechnet, ergeben sich maximal jährlich Unkosten von etwa 25–50 Mio. DM (+Kosten durch Arbeitsausfall). Jedoch summieren sich diese Kosten über Jahre und Jahrzehnte. Die jährlichen Gesamtkosten für Sportverletzungen und Sportschäden dürften also zwischen 200 und 400 Mio. DM betragen (1984).
Nach dem derzeitigen Stand der Kenntnisse kann angenommen werden, daß 30–40% aller Erkrankungen (nach den vorliegenden Morbiditäts- und Mortalitätsstatistiken) durch Mangel an Bewegung, Mangel an körperlicher Arbeit und Mangel an sportlicher Aktivität verursacht werden. Alle Krankheiten kosten nach Berechnungen des Bundesgesundheitsrats ca. 20% des Bruttosozialprodukts. Das sind, für 1984 berechnet, ca. 300 Mrd. DM von 1500 Mrd. DM Bruttosozialprodukt. Davon entfallen etwa 60–100 Mrd. DM auf Kosten durch Bewegungs- bzw. Sportmangelkrankheiten. Oder, anders gesehen, kann gesagt werden, daß etwa 60–100 Mrd. DM an Kosten für Krankheiten, Rehabilitation und Frühinvalidität eingespart werden könnten, wenn die Betroffenen sich in ausreichendem Maß bewegen bzw. Sport treiben würden.

Vergleichend beurteilt ergibt sich also, daß die Kosten, die durch Sportverletzungen und Sportschäden verursacht werden, weniger als 1% der Kosten betragen, die durch Mangel an Bewegung, durch Mangel an Sport jährlich entstehen. Der gesundheitliche Wert des Sports kann also etwa 100mal so hoch angenommen werden wie die gesundheitlichen Schäden, die durch Sport verursacht werden.

9 Der Gesundheitswert verschiedener Sportarten

Der Gesundheitswert verschiedener Sportarten ist nicht gleich, sondern unterschiedlich. Bei einer systematischen Analyse kann man von den wesentlichen gesundheitlichen Kriterien ausgehen. Solche Kriterien des Gesundheitswerts einer Sportart sind:

1. die präventiven Wirkungen des Trainings bzw. der betreffenden sportlichen Leistung (s. Kap. 6),
2. ihr rehabilitiver Wert (s. Kap. 7),
3. die objektiven meßbaren Merkmale der Gesundheit (s. Kap. 2),
4. die subjektiven Symptome der Gesundheit (s. Kap. 2),
5. der Erholungs- und Entspannungswert der Sportart (Antistreßwert) sowie ihre Freude gebende Wirkung,
6. die klimatischen Gesundheitswirkungen bei der jeweiligen Sportart (s. Kap. 4),
7. das Verletzungs- und Schädigungsrisiko.

Die Kriterien 1–3 sind meßbar. Die Kriterien 4–6 können nur subjektiv beurteilt werden. Eine objektive Beurteilung des Kriteriums 7 ergibt sich aus Statistiken der Verletzungen und Schäden in der jeweiligen Sportart.

Die primäre allgemeine Analyse ist anzuwenden für ein typisches, etwa mittleres Training und etwa mittleren Leistungsbeanspruchungen in einer bestimmten Sportart bei etwa durchschnittlichen endogenen und exogenen Bedingungen.

Systematische allgemeine Analyse des Gesundheitswerts von Sportarten

Tabelle 5 zeigt exemplarisch den Vergleich des Gesundheitswerts von 4 Sportarten: einer Ausdauersportart (Dauerlauf), einer Kraftsportart (Gewichtheben), eines Sportspiels (Fußball) und des Geräteturnens. Die hohen Differenzen der Plussummen liegen außerhalb der Fehlerbreite der Methode. Es wird deutlich erkennbar, daß Dauerlaufen (Jogging, Trimm-

Tabelle 5. Systematische allgemeine Analyse des Gesundheitswerts von Sportarten

Sportart	I Präventive Wirkungen	II Rehabilitiver Wert	III Objektive Symptome	IV Subjektive Symptome	V Erholungs- und Entspannungswert	VI Klimatische Gesundheitswirkungen	VII Gesundheitsschäden durch Sportverletzungen und Sportschäden	Summe
A Dauerlauf	+++	+++	+++	+++	++	+++	O	17+
B Kraftsport (Gewichtheben)	O	+	O	+	O	O	– –	O
C Fußball (Amateurfußball)	+++	+	+++	+++	++	+++	– –	13+
D (Geräteturnen)	+	+	+	+	+	O	– –	3+

	Null	Gering	Mittel	Groß
Gesundheitswert	O	+	++	+++
Verletzungsrisiko	O	–	– –	– – –

Tab. 5 zeigt exemplarisch den Vergleich des Gesundheitswerts von vier Sportarten: einer Ausdauersportart (Dauerlauf), einer Kraftsportart (Gewichtheben), eines Sportspieles (Fußball) und des Geräteturnens. Die hohen Differenzen der Plussummen liegen außerhalb der Fehlerbreite der Methode. Es wird eutlich erkennbar, daß Dauerlaufen (Jogging, Trimm-Trab u. a.) sowie Fußballspielen (in einer Amateur-Fußballmannschaft) sowie das Training hierfür einen hohen gesundheitlichen Wert haben. Dagegen haben der reine Kraftsport, z. B. Gewichtheben, und Geräteturnen nur einen geringen gesundheitlichen Wert.

Trab) sowie Fußballspielen (in einer Amateur-Fußballmannschaft) sowie das Training hierfür einen hohen gesundheitlichen Wert haben. Dagegen haben der reine Kraftsport, z. B. Gewichtheben, und Geräteturnen nur einen geringen gesundheitlichen Wert.

Systematische Analyse des Gesundheitswerts

Eine systematische Analyse des Gesundheitswerts der Sportarten ergibt: Von *hohem Gesundheitswert* sind Ausdauersportarten, die ein hohes Maß an oxidativer Kapazität erfordern und durch deren Training die oxidative Kapazität des Organismus gesteigert wird. Sie haben nachweisbare präventive Wirkungen auf das Blutsystem, das kardio-pulmonale System, die oxidative Kapazität der Skelettmuskulatur und ihre Kapillarisierung. Hierzu gehören: Gehen, Wandern, Dauerlauf, Radfahren, Schwimmen, Rudern, Kanufahren, Skilanglaufen, Skiwandern sowie die Sportspiele (Fußball, Handball, Hockey, Basketball).
Sportarten *ohne oder von geringem gesundheitlichen Wert* sind alle sportlichen Aktivitäten ohne bzw. von kurzdauernder muskulärer Leistung, z. B. Motorsport, auch reiner Kraftsport − z. B. Gewichtheben −, Geräteturnen, leichtathletische Kurzleistungen.

Spezieller Gesundheitswert einer Sportart

Bei der *differenzierenden* Betrachtung des speziellen Gesundheitswerts einer Sportart sind Art und Maß der jeweiligen sportlichen Aktivität, Alter, Geschlecht, Trainingszustand und Einwirkung von exogenen Faktoren wie Ernährung, Wetter- und Klimafaktoren, Kleidung, Einwirkung von Umweltgiften bei Training und Sport zu berücksichtigen. Fußballsport in einer Amateur- bzw. Bundesligamannschaft oder z. B. eine gleiche sportliche Aktivität junger bzw. älterer Menschen sind hinsichtlich ihres Gesundheitswerts unterschiedlich zu beurteilen. In Abhängigkeit von Art und Maß der sportlichen Aktivität, sowie von zahlreichen konditionalen, endogenen und exogenen Faktoren, kann der Gesundheitswert einer Sportart hoch, mittel, gering oder sogar für die Gesundheit schädlich sein.
Die *Beurteilung* des gesundheitlichen Werts einer Sportart bzw. einer individuellen sportlichen Aktivität resultiert also aus:

1. einer *allgemeinen systematischen Analyse* der gesundheitlichen Kriterien, die in dieser Sportart wirksam sind und
2. einer *speziellen, differenzierenden* gesundheitlichen Untersuchung und Bewertung der besonderen Art und des Maßes, mit dem trainiert und individuell Sport getrieben wird, unter Berücksichtigung von Konstitution, Kondition, Alter, Geschlecht und exogenen Faktoren wie Ernährung, Klima- und Wetterfaktoren, Kleidung, Einwirkung von Umweltgiften und anderen Faktoren.

10 Gesundheitserziehung – eine Aufgabe für Arzt, Sportlehrer und Leibeserzieher in der Schule

Ziele des Sportunterrichts in der Schule aus biologisch-medizinischer Sicht sind *Förderung von körperlicher Entwicklung, Leistung und Gesundheit* sowie *Erziehung jedes Schülers zu regelmäßiger sportlicher Aktivität und gesunder Lebensführung für sein ganzes Leben*
Entwicklung, Leistung und Gesundheit können gefördert werden durch *vielseitiges Training* von Kurz-, Mittel- und insbesondere Dauerleistungen. *Ausdauertraining* in Dauer- oder Intervallform, z. B. in Form von Laufen über ca. 1000–2000 m, Schwimmen über Strecken von 200–300 m, auch von Sportspielen, ist besonders geeignet zur Förderung von Entwicklung, Leistung und Gesundheit innerer Organe. Mindestens 10–15 min jeder Sportstunde sollten einem Training der Ausdauer und der Steigerung der oxidativen Kapazität des Organismus vorbehalten sein.
Durch *Kurzleistungstraining* in Form von Krafttraining verschiedener Art, leichtathletisches Lauf-, Sprung-, Wurf- und Stoßtraining, aber auch durch Turntraining u. a. werden Entwicklung und Leistung des aktiven und passiven Bewegungssystems (des Muskel- und Skelettsystems) und eine physiologische, gesunde Haltung des Körpers gefördert.

Eine Erziehung zu lebenslanger sportlicher Aktivität und gesunder Lebensführung kann erreicht werden durch: Information, Motivation, Gewöhnung, Übung, Training und durch das *Vorbild des Sportlehrers, Leibeserziehers und des Arztes.*

Durch Information: Informationen in kurzer, prägnanter Form, in wenigen treffenden Sätzen sollen Wissen, sollen Kenntnisse vermitteln. Wissen ist zwar noch nicht „Tugend", doch sicherlich eine wichtige Voraussetzung dafür. Der Mensch ist, allerdings in unterschiedlichem Maße, zu vernünftigem, seinem Wissen, seinen Kenntnissen und seinen Einsichten entsprechendem, grundsatzgemäßem Handeln befähigt.

Zielsetzungen des Sportunterrichts

① Gesundheitsverhalten

② Somatisch-physisch	Sozial	Emotional-mental
③ Körperliche Gesundheit und Leistungsfähigkeit (Prophylaxe, Rehabilitation, Therapie)	z. B. soziale Integration u. Anerkennung	z. B. geistig-seelische Ausgeglichenheit
④ Herz-Kreislauf-Regulation/Sekretion/Bewegungsapparat/Haltungs usw.	Transferproblematik	
⑤ Motorische Grundeigenschaften (Kraft, Schnelligkeit, Ausdauer, Koordination usw.)		
⑥ Leibesübungen (Fitness, körperbildende Übungen, Circuittraining)		

① Bewegungsverhalten

② Arbeitsbewegung	Sportbewegung	Alltagsbewegung

③ Primärerfahrung im Bereich menschlicher Bewegung / Bewegung als Kommunikationsmittel (Ausdruck) / Bewegung als Möglichkeit der Gestaltung des Verhältnisses von Ich und Welt (als Seinsweise) / Bewegung als Möglichkeit kreativen Verhaltens / Bewegung als Faktor in ganzheitlichem Reifungsprozeß des Menschen

④ Grundformen menschlicher Bewegung (gehen, laufen, springen, hüpfen, tragen, schieben, ziehen, hängen, stützen, schaukeln, rollen, werfen, fangen, stoßen, schleudern, heben, balancieren usw.)

⑤ Leibesübungen

① Freizeitverhalten

② Regenerativ	Suspensiv	Kompensatorisch

③ Aktive Gestaltung der Freizeit / Freude in der Freizeit / Kontakt mit Menschen / Verhältnis zur Natur / Freizeit und Zuschauen / Freizeit und Familie / Freizeit und Alter / Freizeit und Urlaubsverhalten usw.

④ Leibesübungen (Einzel-, Partner-, Mannschaftssportarten)

⑤ Freizeitsportarten (Skilauf, Schwimmen, Tennis, Boccia, Badminton, Volleyball)

Abb. 28. Zielsetzung des Sportunterrichts. (Nach Haag 1978)

Welche Gesundheitsinformationen sind zu geben?

1. Über Wesen und Wert der Gesundheit,
2. über subjektive Symptome und objektive Merkmale der Gesundheit,
3. über präventive Trainingswirkungen,
4. über den rehabilitiven Trainingswert des Sports,
5. über den Gesundheitswert des Sports allgemein und verschiedener Sportarten (auch über Gesundheitsschäden durch Sport),
6. über Auswirkungen von Bewegungsmangel auf den Organismus und ihre Folgen für ihre Gesundheit,
7. über Wirkungen von Rauchsucht, Alkoholismus und Drogenmißbrauch auf den Organismus und ihre Folgen für die Gesundheit,
8. über Wirkungen, Methoden und Gesundheitswert abhärtender Maßnahmen,
9. über die Kondition, ihre bedingenden Faktoren und Maßnahmen und Methoden zu ihrer Förderung,
10. über Prinzipien gesunder Lebensführung, z. B.
    - „Halte ein „gesundes Maß" ein im Essen, Trinken und Genießen, bei der Arbeit und im sportlichen Training.
    „Zu wenig" und „zu viel" schadet der Gesundheit."
    - „Trainiere möglichst täglich mindestens 10 min oder jeden 2. Tag 20 min oder jeden 3. Tag 30 min in Dauer- oder Intervallform mit einer Herzfrequenz von 170–180/min minus Lebensalter.
    (Geeignet sind Gehen, Laufen, Radfahren, Schwimmen, Rudern, körperbildendes Krafttraining mit verschiedenen Geräten, Sportspiele u. a.)."
    - „Trainiere Deinen Körper, z. B. auch durch tägliche Wechselduschen, Saunaanwendungen oder Schwimmen in kaltem Wasser. Hierdurch wird die biologische Kapazität des vegetativen Nervensystems und der Hormondrüsen gefördert und die allgemeine Widerstandsfähigkeit gesteigert."
    - „Meide zu reichliche Ernährung, insbesondere mit (tierischen) Fetten und süßen Kohlehydraten."
    - „Hüte Dich vor Rauchsucht, Alkoholismus und Drogenmißbrauch. Sie können Deine Gesundheit und Dein Leben zerstören."
    - „Entspanne und erhole Dich täglich, z. B. durch gemütliche Hobbytätigkeit entsprechend eigener Neigung sowie durch erholsame sportliche Betätigung in der Freizeit."

Durch Motivation: Positiv motivierend kann auch der Schulsport wirken, wenn er Spaß macht und Freude gibt. Hierzu sind Erfolgserlebnisse des eigenen Fortschritts, des eigenen Könnens, insbesondere in der Neigungssportart, wirksam. Frühzeitig sind Neigungsgruppen zu bilden, in denen Sportarten gepflegt werden, die der individuellen Eignung und Neigung entsprechen und nach der Schule weiter betrieben werden können, z. B. Waldlauf, Schwimmen, Rudern, Basketball, Volleyball.
Auf die *negativen* Auswirkungen von Mangel an Bewegung und körperlichem Training ist hinzuweisen. Krankheiten durch Mangel an Bewegung und Sport machen viele Beschwerden wie Herzschmerzen, Rückenschmerzen oder Atemnot schon bei kleinen körperlichen Anstrengungen u. a. Sie verderben die Freude am Leben und verhindern die Entfaltung und Verwirklichung persönlichen Könnens und möglicher eigener Fähigkeiten und Leistungen.

Durch Gewöhnung: An körperliche Anstrengungen bei sportlichen Leistungen längerer Dauer, an Kälte und Hitze und abhärtende Maßnahmen. Durch Gewöhnung, Erziehung und Motivation zu *Selbstdisziplin.* Ohne ein gewisses Maß an Selbstdisziplin kann kein Mensch sich vervollkommnen — und gesund bleiben. Vernunftgemäßes, einsichtsvolles Handeln in einem gesunden Leben erfordert meist ein mehr oder weniger hohes Maß an Selbsterziehung. Es ist ein Irrtum zu meinen, daß zügelloses Sichgehen-Lassen die Freude am Dasein vermehre.

Durch Übung: Durch die systematische Wiederholung von Bewegungsabläufen mit dem Zweck ihrer Optimierung können sportliche Fertigkeiten erlernt und das Können und die persönliche Leistung gesteigert werden. Spaß macht im allgemeinen, was man kann. Deshalb hat die Übung, die zunächst meist Mühe macht, später aus sich selbst eine stark motivierende Kraft.

Durch Training: Auch *Training* erfordert strebendes Bemühen, einige Härte gegen sich selbst und oft beschwerliches Durchhalten. Doch es schenkt fast stets das freudvolle Erlebnis der eigenen Leistungsverbesserung und damit eine Motivation zum weiteren sportlichen Training. Da die Zeit zum Training im Rahmen des Schulsports oft nicht ausreicht, ist zum sportlichen Training in der Freizeit anzuregen, z. B. zu 10–15 min Dauerlauf oder Schwimmen, auch 5 min Krafttraining (entsprechend individueller Beratung), Rudertraining oder z. B. Basketballtraining im Verein.

Durch Vorbild: Das *Vorbild* bleibt eines der wirksamsten pädagogischen Prinzipien. Der Arzt, der Sportlehrer und der Leibeserzieher sollten in ihrer sportlich-gesunden Lebensführung vorbildlich sein.

Sportarzt und Sportlehrer, die selbst sportlich nichts können und tun und ihre Gesundheit durch Mangel an eigener sportlicher Leistung, Unmäßigkeit im Essen und Trinken sowie übermäßigen Zigarettenkonsum untergraben, können nicht als Leibes- und Gesundheitserzieher wirken. Sie sind vielmehr Erzieher zur Ungesundheit und Krankheit, zum Herzinfarkt und Lungenkrebs und anderen schweren Erkrankungen.

Wer anderen Vorbild sein will, wer andere erziehen und motivieren will, muß zunächst gelernt haben, sich selbst zu erziehen!

Gesundheitserziehung ist eine bedeutende Aufgabe jedes Arzts, jedes Sportlehrers und Leibeserziehers in der Schule, weil nur der gesunde Mensch sich wirklich des Daseins freuen kann.
„Gesundheit ist nicht alles, aber alles ist nichts ohne Gesundheit".
Es ist deshalb vernünftig, die Erhaltung der Gesundheit allen anderen Zielen voranzustellen und nicht irgendwelche Ziele auf Kosten der Gesundheit erreichen zu wollen.

In unserer technisierten Zivilisation verlieren Millionen Menschen ihre Gesundheit durch Mangel an Bewegung und körperlicher Arbeit, durch Überernährung, Overstreß, Rauchsucht u. a. Die häufigsten Krankheiten unserer Zeit entstehen durch diese Ursachen. Sie untergraben das Gesundheits- und Leistungsniveau unseres Volks und verursachen auf die Dauer untragbare volkswirtschaftliche Kosten und soziale Lasten.

Es ist eine wesentliche Aufgabe von Ärzten und Sportlehrern, dieser unheilvollen Entwicklung entgegenzuwirken durch Erziehung schon jedes Kindes, jedes Jugendlichen zu sportlich aktiver und gesunder Lebensführung für sein ganzes Leben.
Das ist ein großes, bedeutendes Anliegen, von dessen Erfüllung Glück und Wohlergehen sehr vieler Menschen sowie Stabilität und Prosperität unseres Staates, der Gemeinschaft, in der wir leben, wesentlich abhängen.

Literatur

Appell HJ (1978) Capillary density and patterns in skeletal muscle. III. Changes of the capillary pattern after hypoxia. Pflugers Arch 377:R 53

Bach F (1955) Ergebnisse von Massenuntersuchungen über die sportliche Leistungsfähigkeit und das Wachstum Jugendlicher in Bayern. Limpert, Frankfurt

Beickert A (1954) Zur Entstehung und Bewertung der Arbeitshypertrophie des Herzens, der Nebennieren und Hypophyse. Arch Kreislaufforsch 21:115

Biggs R, Macfarlane RG, Pilling J (1947) Observations on fibrinolysis. Experimental production by exercise and adrenalin. Lancet I:402

Bolt W, Knipping H-W, Valentin H, Venrath H (1955) Untersuchung und Beurteilung des Herzkranken. Enke, Stuttgart

Brandt J (1978) Human growth. In: Falkner F, Tanner JM (eds) Postnatal growth, vol 2. Plenum, New York

Brodal P, Ingjer F, Hermannsen L (1977) Capillary supply of skeletal muscle fibers in untrained and endurance-trained men. Am J Physiol 6:705

Brunner D (1966) The influence of physical activity on incidence and prognosis of ischemic heart disease. In: Raab W (ed) Prevention of ischemic heart disease. Thomas, Sprinfield

Dransfeld B, Mellerowicz H (1957) Untersuchungen über das Verhalten der Herzschlagfrequenz während und nach körperlichen Leistungen. Int Z Angew Physiol Einschl Arbeitsphysiol 16:464

Franz I-W (1981a) Herzschlagfrequenz und arterieller Blutdruck bei Ergometrie. Physiologischer Bereich und pathologische Abweichungen. Kassenarzt 4:272

Franz I-W (1981b) Indikationen, Dosierung und Kontraindikationen präventiven Trainings. In: Mellerowicz H, Franz I-W (Hrsg) Training als Mittel der präventiven Medizin, 2. Aufl. Perimed, Erlangen

Franz I-W (1982) Ergometrie bei Hochdruckkranken. Springer, Berlin Heidelberg New York

Ferguson EW, Barr CF, Bernier LL (1979) Fibrinogenolysis and fibrinolysis with strenuous exercise. J Appl Physiol 47:1157

Fritzsche I, Fritzsche W (1980) Die wissenschaftlichen Grundlagen des Saunabades, 3. Aufl. Janßen, Steinhagen

Gordon T, Castelli WP, Hjortland MC, Kannel WB, Dawber TR (1977) High density lipoprotein as a protective factor against coronary disease. Am J Med 62:707

Haag H (1978) Gesundheits-, Freizeit- und Leibeserziehung in der Schule. In: Bundesvereinigung für Gesundheitserziehung (Hrsg) Sport und Gesundheit. Bundesvereinigung für Gesundheitserziehung, S 40

Israel S, Placheta Z (1966) Die Beziehung zwischen Lebergewicht und Herzgröße beim Leistungssportler. Z Gesamte Inn Med 16:498

Keul J, Doll E, Keppler D (1969) Muskelstoffwechsel. Barth, München

Kraus H, Raab W (1961) Hypokinetic disease. Thomas, Springfield

Link RP, Pedersoli P (1974) Atherosclerosis 20:1

Lopez LS (1974) Effect of exercise and physical fitness on serum lipids and lipoproteins. Atherosclerosis 20:1

Matzdorff F (1979) Das Ergo-EKG. In: Mellerowicz H (Hrsg) Ergometrie. Grundriß der medizinischen Leistungsmessung. Urban & Schwarzenberg, München Wien Baltimore

Mellerowicz H (1956) Vergleichende Untersuchungen über das Ökonomieprinzip des trainierten Kreislaufs und seine Bedeutung für die präventive und rehabilitive Medizin. Arch Kreislaufforsch 24:70 (Habilitationsschrift)

Mellerowicz H, Lerche D (1959) Ergometrische Untersuchungen zur Beurteilung der Leistungsfähigkeit Jugendlicher. Int Z Angew Physiol Einschl Arbeitsphysiol 17:459

Milupa AG Friedrichsdorf

Morris JN, Everitt MG, Pollard R, Chave SPW, Semmence AM (1980) Vigorous exercise in leisure-time: Protection against coronary heart disease. Lancet 8206:1207

Nüssel F (1982) Vergleichende Untersuchungen von Lipiden und Lipoproteinfraktionen bei Ausdauerläufern, Normalpersonen und Herzinfarktpatienten. Dissertation, Freie Universität Berlin

Paffenbarger RS, Laughlin ME, Gima AS et al. (1976) Work activity of longshoremen as related to death from coronary heart disease and stroke. N Engl J Med 282:1109

Paffenbarger RS Jr, Wing AL, Hyde RI (1978) Physical activity as an index of heart attack risk in college alumni. Am J Epidemiol 108:161

Prokop L (1952) Die Wirkung sportlichen Trainings auf den menschlichen Organismus. Habilitationsschrift Universität Wien

Reinken L et al.: Klin pädiat 192. 25 33 (1980) und unveröffentlichte Daten

Roskamm H, Samek L (1975) Die Beziehungen zwischen Koronarangiogramm und Belastungs-EKG. Dtsch Med Wochenschr 100:2538

Rutenfranz J (1964) Entwicklung und Beurteilung der körperlichen Leistungsfähigkeit bei Kindern und Jugendlichen. Karger, Basel New York

Schettler G, Silberberg N (1977) Fettstoffwechsel und körperliches Training mit besonderer Berücksichtigung der koronaren Herzerkrankung. Therapiewoche 27:9072

Schüler K-P, Schneider F, Clausnitzer C (1974) Wirkung des körperlichen Trainings auf das Stoffwechsel- und endokrine System. Med Sport 4–6:117

Stemmler R (1953) Leistungen und Leistungsgrundwerte unserer Schüler. Sportverlag, Berlin

Strauzenberg SE, Clausnitzer H (1972) Beitrag zur Beeinflussung des Serumcholesterolspiegels durch Körperübungen und Sport. Med Sport 8:239

Strauzenberg SE, Götz J, Dietrich L, Schneider R, Müller R, Brenke H (1974) Die Bedeutung sportlichen Trainings für die Prophylaxe kardiovaskulärer Erkrankungen und Stoffwechselstörungen. Med Sport 4–6:163

Thörner W (1966) Biologische Grundlagen der Leibeserziehung. Dümmler, Bonn

Vanotti A, Magiday M (1934) Über die Capillarisierung der trainierten Muskulatur. Int Z Arbeitsphysiol 7:615

Weidener J (1974a) Quantität und Qualität des Trainings bei Koronarinsuffizienz und nach Herzinfarkt. In: Mellerowicz H, Weidener J, Jokl E (Hrsg) Rehabilitive Kardiologie. Karger, Basel München Paris London New York Sydney, S 118

Weidener J (1974b) Das „Berliner Modell" der Infarktrehabilitation. In: Donath K (Hrsg) Kardiologische Prävention und Rehabilitation am Wohnort. Perimed, Erlangen, S 58

Wezler K, Standl R, zit. nach Mellerowicz H (1956) Vergleichende Untersuchungen über das Ökonomieprinzip in Arbeit und Leistung des trainierten Kreislaufs und seine Bedeutung für die präventive und rehabilitive Medizin. Arch Kreisl. forsch 24; 70–176

Winkelmann G, Meyer G, Roskamm H (1968) Der Einfluß körperlicher Belastung auf Blutgerinnung und Fibrinolyse bei untrainierten Personen und Hochleistungssportlern. Klin Wochenschr 46:712

Wood PD, Haskell W, Klein H, Lewis S, Stern MB, Farquhar JW (1976) The distribution of plasma lipoproteins in middle aged male runners Metabolism 25:1249

Weiterführende Literatur

Appenzeller O, Atkinson R (eds) Health aspects of endurance training. Karger, Basel München Paris London New York Sydney

Auer F (1979) Leistung und Gesundheit. Droemer Knaur

Biener K (1972) Sporthygiene und präventive Sportmedizin. Huber, Bern Stuttgart Wien

Blobel R, Tölle R (Hrsg) Gesund sein − gesund bleiben. Piper, München Zürich

Gärtner H, Reploh H (1969) Lehrbuch der Hygiene. Fischer, Stuttgart

Heck H, Hollmann, W, Liesen H, Rost R (Hrsg) Sport: Leistung und Gesundheit. Kongreßbericht. Deutscher Ärzte-Verlag, Köln

Heyden S (1981) Präventive Kardiologie. Boehringer, Mannheim

Hollmann W, Rost R, Dufaux B, Liesen H (1983) Prävention und Rehabilitation von Herz-Kreislaufkrankheiten durch körperliches Training, 2. neubearb. u. erw. Aufl. Hippokrates, Stuttgart

Hüllemann K-D (Hrsg) Präventivmedizin. Thieme, Stuttgart New York

Larson LA (ed) Fitness, health, and work capacity: International standards for assessment. Macmillan, New York, Collier Macmillan, London

Luzt-Dettinger U (1980) Die Umwelt in ihrer Bedeutung für die Gesunderhaltung. Schöningh, Paderborn München Wien Zürich

Lutz-Dettinger U (1982) Förderung der Gesundheit und Lebensfreude durch körperliche und psychische Hygiene. Schöningh, Paderborn München Wien Zürich

Mellerowicz H, Franz I-W (Hrsg) (1981) Training als Mittel der präventiven Medizin, 2. Aufl. Perimed, Erlangen

Mellerowicz H, Meller W (1980) Training. Biologische und medizinische Grundlagen und Prinzipien des Trainings, 4. Aufl. Springer, Berlin Heidelberg New York

Schmidt H. (Hrsg) (1977) Sport und Gesundheit, 2. Aufl. Perimed, Erlangen

Sperryn PN (1983) Sport and medicine. Butterworths, London Boston Durban Singapore Sydney Toronto Wellington

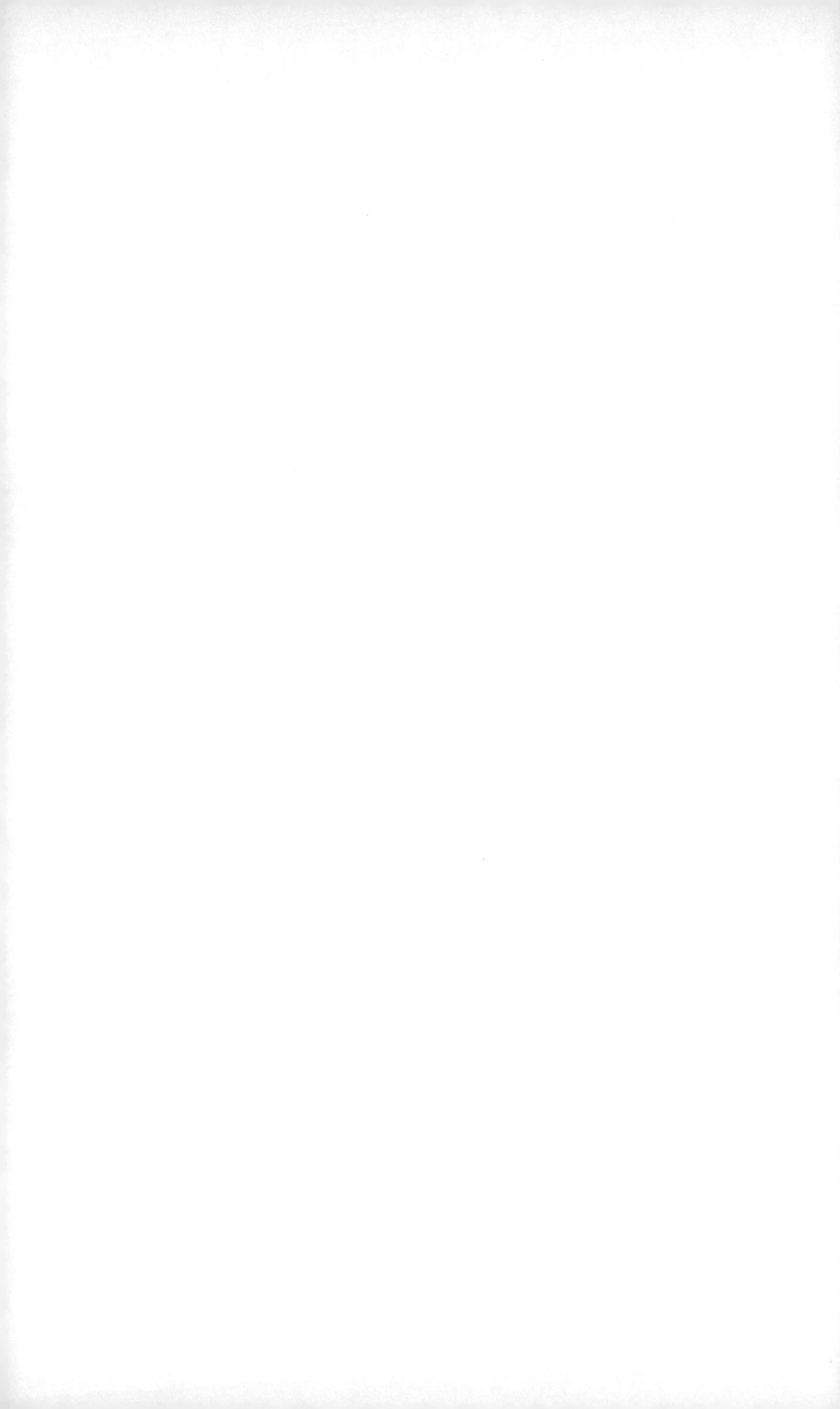

MIX
Papier aus verantwortungsvollen Quellen
Paper from responsible sources
FSC® C105338

If you have any concerns about our products,
you can contact us on
ProductSafety@springernature.com

In case Publisher is established outside the EU,
the EU authorized representative is:
**Springer Nature Customer Service Center GmbH
Europaplatz 3, 69115 Heidelberg, Germany**

Printed by Libri Plureos GmbH
in Hamburg, Germany